『十三五』國家重點圖書出版規劃項目

國家圖書館藏中醫稿抄本精粹

GUOJIA TUSHUGUAN CANG ZHONGYI GAO-CHAOBEN JINGCUI

張志斌　鄭金生　主編

10

廣西師範大學出版社

GUANGXI NORMAL UNIVERSITY PRESS

·桂林·

第十册目録

二

御製本草品彙精要（四）

草部上品之中

三十種神農本經 朱字

一種宋本先附 注云宋附

二十種陳藏器餘

已上總五十一種

　　內九種今增圖

藍藤根　　七仙草　　甘家白藥

天竺乾薑　　池德勒

本草品彙精要卷之八

草部上品之中

草之草

澤瀉 無毒　叢生

齊州澤瀉

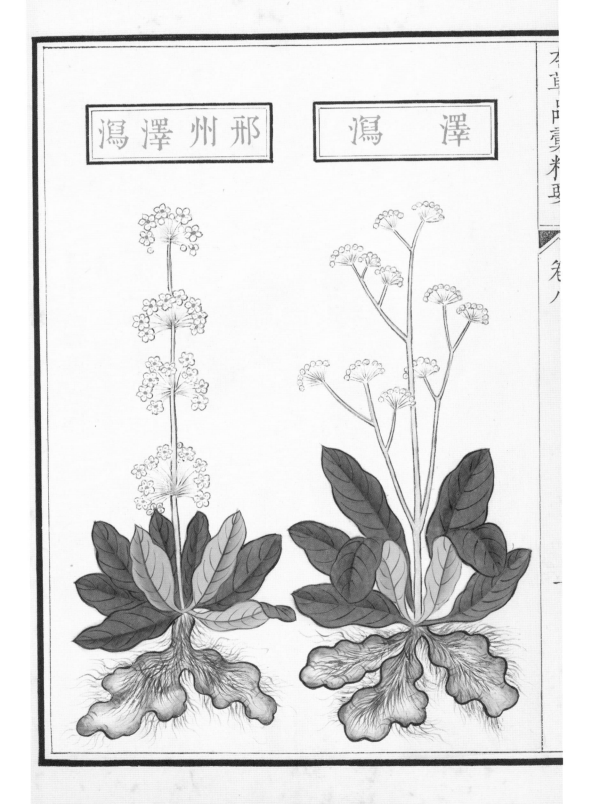

邢州澤瀉　　澤瀉

澤瀉 出神農本經 主風寒濕痹乳難消水養五臟益氣力肥健久服耳目聰明不饑延年輕身面生光能行水上 神農本經 以上朱字 補虛損

五勞除五臟痞滿起陰氣止洩精消渴淋瀝逐膀胱三膲停水扁鵲云多服病人眼 ○葉主大風乳汁不出產難強陰氣久服輕身 ○實主風痹消渴益腎氣強陰補不足除邪濕久服面生光令人無子 以上黑字名醫

錄所

名
水瀉 及 瀉 芒芋 鵠瀉 蕍

苗
圖經曰 春生苗多在淺水中其葉狹長似牛舌草獨莖而長秋開白花作叢似穀精草乾久極易朽蠹常須密藏之漢中出者其形長大尾間有兩岐最佳

地
圖經曰 汝南池澤山東河陝江淮南鄭邠武青代亦有之 道地 涇州華州 漢中者佳

時
生 春生苗
採 五六八九月取根五月取葉九月

取	實
收	陰乾
用	根不蛀者爲好葉實亦可用
質	類京三稜而輕浮
色	白
味	甘鹹
性	寒緩
氣	味厚陰也陰中微陽

臭　朽

主　利水除濕

行　足太陽經少陰經

反　畏海蛤文蛤

製　[雷公云]去毛細剉酒浸一宿漉出暴乾用

治　[療][藥性論云]治五淋利膀胱熱宣通
[日華子云]治筋骨攣縮通小腸
[湯液本草云]去陰間
[藥性論云]催生難產葉壯水臟
下乳通血脉
止遺瀝尿血
水道
汗滲瀉止渴
[補][藥性論云]腎虛精自出
[日華子云]

解州遠志

草之草

遠志 無毒

叢生

禁

多服病人眼

益女人血海令人有子

五勞七傷頭旋耳虛鳴

威勝軍遠志

泗州遠志

志遠州商　　志遠州齊

遠志 出神農 主欬逆傷中補不足除邪氣
本經

利九竅益智慧耳目聰明不忘強志倍力

久服輕身不老神農本經利丈夫定心氣
以上朱字

止驚悸益精去心下膈氣皮膚中熱面目

黃好顏色延年 ○ 葉主益精補陰氣止虛

損夢洩
以上黑字

名醫所錄

【名】棘菀 葽繞 細草

苗小草

【苗】【圖經曰】苗似麻黃而青又如蓽豆葉

亦有似大青而小者三月開花白色

根黃色形如蒿根長及一尺泗州出

者花紅根葉俱大於他處商州者根

又黑色俗傳夷門者最佳[爾雅云]蔓

繞棘菀卽遠志也似麻黃赤華葉銳

而黃其苗

謂之小草

[地]

[圖][經曰]生泰山及寃句川谷泗州商

州今河陝京西州郡亦有之[道][地]夷

門[者]爲佳

[時][生]春生苗[採]四月取根葉

[收]曬乾

[用]根肥大者爲好

質	類枸杞根而長
色	黃
味	苦
性	溫洩
氣	氣厚於味陽中之陰
臭	香
主	安心神止驚悸
助	得茯苓冬葵子龍骨良

反

畏珍珠藜蘆蜚蠊齊蛤螭蟶

製

雷公云以甘草湯浸一宿漉出去心
暴乾用

治

療日華子云膈氣驚魘婦人血噤失
音小兒客忤

補藥性論云心神健忘安魂魄令人
不迷堅壯陽道主夢邪抱朴子云久服令
長肌肉助筋骨日華子云
人有子

倉

小草合蜀椒去汗乾薑桂心細辛各
三分附子二分炮爲末蜜丸如桐子
大名小草丸食後米湯下三丸日三
服治胸痹心痛逆氣膈中飲不下
服小草丸忌豬肉冷水生蔥菜

忌

信陽軍草龍膽

解 殺天雄附子毒

禁 不去心服之令人悶

草之草

草龍膽　無毒附
山龍膽　植生

本草圖經者

卷八　草部

三三

沂州草龍膽

草龍膽 出神農本經

主骨間寒熱驚癇邪氣續
絕傷定五臟殺蠱毒久服益智不忘輕身
耐老 神農本經 除胃中伏熱時氣溫熱熱

以上朱字 神農本經

洩下痢去腸中小蟲益肝膽氣止驚惕 以上

黑字名

醫所錄

名

陵游

苗

圖經曰

苗因舊根而生下抽根十餘
本類牛膝直上生苗高尺餘四月生
葉而細莖如小竹枝七月開花如牽
牛花而作鈴其色青碧冬後結于苗
葉遂枯因味苦甚故以膽爲名也一
種浙中所產者名山龍膽草其味苦
澀以薑汁製之亦可入藥其莖葉經
霜雪不凋與此相類而非一種也故
附於此

地

圖經曰生齊朐山谷及冤句今近道
亦有之陶隱居云道地吳興為勝

氣	性	味	色	質	用	收	時		
							採	生	
氣味俱厚陰也	大寒泄	大苦	赤黃	類牛膝而赤	根肥長而脂潤者為好	陰乾	二月八月十一月十二月	四月	

臭

朽

主

瀉肝熱除濕腫

助

小豆柴胡貫眾為之使

反

惡防葵地黃

製

雷公云去蘆洗淨銅刀剉碎甘草水浸一宿暴乾用酒浸上行

治

療藥性論云

小兒驚癇入心壯熱骨

熱癰腫時疾熱黃日瘡（日華子云）

客忤疳氣熱病狂語瘡疥療明目止

煩益智健忘（湯液本草云）除下焦

之濕及翳膜之濕兩目赤腫睛脹

瘀肉高起疼痛（別錄云）蚘蟲攻心

如刺吐清水用水煎空心服卒下

血不止水煎服 圖經曰 山龍膽草

主四肢

疼痛

㊀ 合柴胡為主治目疾必用之藥〇合

酒煎服治卒心痛

㊁ 空心勿服服之令人溺不禁

草之草

細辛 無毒

叢生

華州細辛

崙嵐軍細辛

信州細辛

細辛　出神農
本經

主欬逆頭痛腦動百節拘攣
風濕痹痛死肌久服明目利九竅輕身長
年　神農本經

以上朱字　溫中下氣破痰利水道開胸
中除喉痹齆鼻風癇癲疾下乳結汗不

齆　音甕

出血不行安五臟益肝膽通精氣_{以上黑}字名醫

所錄

名 小辛 細草

苗 〔圖經曰〕葉如葵葉赤黑色一根一葉
相連根極柔靭而細嚼之其味辛烈
如椒故
以名之

地 〔陶隱居云〕東陽臨海高麗〔圖經曰〕今
處處有之〔道地〕華陰山谷

時 〔生〕春生苗
〔採〕二月八月取根

收 陰乾

用	根細褐而長者爲好
質	類馬蹄香
色	土褐
味	辛
性	溫散
氣	氣厚於味陽也
臭	香
主	頭痛齒痛

行　手少陰經

助　曾青棗根爲之使

反　藜蘆惡狼毒山茱萸黃耆畏消石滑石

製　雷公云揀去土并蘆頭雙葉瓜水浸一宿至明濾出曝乾剉碎用

治　療　陶隱居云除痰明目食之去口臭

藥性論云欬逆上氣惡風頭風手足拘急安五臟六腑添膽氣去皮風濕痹能止眼風淚下開胸中滯

除齒痛血閉婦人血瀝腰痛

日華子云止嗽消死肌瘡肉胸中結聚

衍義曰頭面風痛

倉　合當歸芍藥白芷芎藭牡丹藁本甘
草療婦人血病○合決明鯉魚膽青
羊肝療目痛○合桂心內
口中治卒客忤不能言
禁　不可多用及雙葉者服之害人
忌　生菜狸肉
贋　杜蘅爲偽

草之草

石斛　無毒

叢生

十三

春州石斛　　温州石斛

石斛 出神農本經

主傷中除痺下氣補五臟虛
勞羸瘦強陰久服厚腸胃輕身延年 以上朱字

益精補內絕不足平胃氣長肌肉逐
皮膚邪熱痱 音沸 氣腳膝疼冷痺弱定志除
驚 名醫所錄

神農本經

以上黑字

名 石遂 麥斛 杜蘭 雀髀斛
林蘭 禁生

苗 圖經曰 五月生苗莖似竹節節間出
碎葉七月開花十月結實其根細長
黃色七八月採莖以桑灰湯沃之其
色如金江南生者有二種一種似大

麥果果相連頭生一葉名麥斛一種
大如雀髀名雀髀斛惟生石上者勝
亦有生櫟木上者名木斛不堪用 唐
本注云麥斛葉在莖端其餘斛如竹
節間生

葉也

地
圖經曰生六安山谷水傍石上今荆
州廣州郡及温台州亦有之 唐本注
云荆襄及漢中江左 陶隱居云出始
興宣城廬江始安 道地廣南者爲佳

時
生五月生苗
採七月八月取莖

收
陰乾

用
莖

質	類木賊而扁
色	黃
味	甘
性	平緩
氣	氣厚於味陽中之陰
臭	朽
主	補腎氣煖腰膝
助	陸英爲之使

反

畏殭蠶雷丸惡凝水石巴豆

製

〔雷公云〕去頭土用酒浸一宿漉出於日中暴乾却用酥蒸從巳至酉徐徐

焙乾

用之

治

〔療〕〔藥性論云〕除熱及男子腰腳軟弱逐皮肌風痹骨中久冷虛損腰痛

〔日華子云〕平胃氣逐虛熱

〔衍義曰〕去胃中虛熱

〔邪〕

〔補〕〔藥性論云〕益氣健陽補腎積精養

腎氣益力〔日華子云〕補虛損劣弱

壯筋骨煖水

臟輕身益智

天戟巴州滁

草之草

巴戟天　無毒

叢生

天戟巴州歸

巴戟天

巴戟天 出神農
本經

主大風邪氣陰痿不起強
筋骨安五臟補中增志益氣

以上朱字
神農本經療

頭面遊風小腹及陰中相引痛下氣補五
勞益精利男子

以上黑字
名醫所錄

名

三蔓草　不凋草

苗

圖經曰

葉似茗經冬不枯多生竹林
內內地生者葉似麥門冬而厚大至
秋結實有宿根者青色嫩根者白色
用之皆同以連珠肉厚紫色為良蜀
人云都無紫色者彼方人採得或用
黑豆同蒸欲其色紫殊失氣味尤宜
辯之蜀中又有一種山蓣根似巴戟
但色白土人採得以醋水煮之乃紫
以雜之莫能辯也真巴戟嫩者亦白
欲其紫色以大豆汁沃之則其力弱
不可用兩種相雜人莫能識但擊破
視之其中紫而鮮潔者為偽若紫而
有微白糝如粉色
理小暗者真也

							地
							〔圖經曰〕生巴郡及下邳山谷今江淮
味	色	質	用	收	時		河東州郡亦有之〔陶隱居云〕建平宜
辛甘	紫白	狀如牡丹根細而有鬚	根連珠肉厚者爲好	陰乾	〔採〕二月八月取根 〔生〕春生苗	川者爲佳	都〔道地〕蜀

性	氣	臭	主	助	反	製
微溫緩	氣之厚者陽也	香	一切風邪強陰益精	覆盆子為之使	惡朝生雷丸丹參	[雷公云]凡使打碎去心用枸杞子于湯浸一宿瀘出酒浸一伏時又瀘出用菊花同熬令燋黃去菊花以布拭令乾用

治療藥性論云 除頭面中風下氣大風

血癩日華子云除一切風邪氣水

腫

補藥性論云男子夜夢鬼交泄精強

陰病人虛損加而用之日華子云

安五臟定心氣

贋

山蓣根爲贋

草之走

白英　無毒　蔓生

白英

白英主寒熱八疸消渴補中益氣久服輕身延年

名醫所錄

名
穀菜 白草 鬼目

苗
唐本注云 蔓生葉似王瓜葉小長而
生五椏其實圓若龍葵子生青熟紫

四六

黑煮汁解勞東人謂之白草卽莧目
草也〔陶隱居云〕諸方藥不用其葉作
羹飲之甚療勞而不用根華益州乃
有苦菜土人專食之皆充健無病與
圖經脗合

疑或是此

<table>
<tr><td>地</td><td>〔圖經云〕生益州山谷</td></tr>
<tr><td>時</td><td>〔生〕春生苗〔採〕春採葉夏採莖秋採花冬、採根</td></tr>
<tr><td>收</td><td>日乾</td></tr>
<tr><td>用</td><td>根葉花莖</td></tr>
<tr><td>色</td><td>白</td></tr>
</table>

本草○中○晝○○ ○卷八 草部

二下

味	性	氣	主	製	治
甘	寒緩	氣之薄者陽中之陰	煩熱風瘮	煮汁或作羹飲之	療唐本注云煮汁飲解毒 陳藏器云煩熱風瘮丹毒瘧瘴寒熱小兒結 別錄云熱煮汁飲之 莖葉煮粥極解熱毒

草之草

白蒿 無毒

植生

白蒿

白蒿

白蒿主五臟邪氣風寒濕痺補中益氣長
毛髮令黑療心懸少食常饑久服輕身耳
目聰明不老 本經 神農

名
蓬蒿 繁游 胡旁勃
旁勃 繁煩音皤 游胡
蘩音婆蒿

色	質	用	收	時	地	苗
				採 生		圖經曰
白	類青蒿	苗葉白色者爲好子亦可用	陰乾	二月七月取 春初苗	圖經曰生中山川澤今所在有之	春初最先諸草而生似青蒿而葉麁上有白毛錯澁從初生至枯白於衆蒿頗似細艾至秋香美可生食爾雅所謂繁皤蒿即此是也

味　甘

性　平緩

氣　氣厚於味陽中之陰

臭　香

主　補中益氣風寒濕痹

製　去根土或生擣汁或燒淋灰汁

治　療（孟詵云）汁去熱黄心痛灰淋汁止
　　淋瀝
　　補（孟詵云）葉爲菹益人

倉

葉乾為末合米飲調一匙空腹服之

療夏日暴水痢○于為末合酒調服

主蠱氣○白艾蒿十束如升大煮取

汁合麵及米一如釀酒法候熟稍稍

飲之治惡疾遍

體面目有瘡

蔞蒿為魇

魇

草之草

赤箭　無毒　　植生

赤箭 出神農
本經

主殺鬼精物蠱毒惡氣久服
益氣力長陰肥健輕身增年 神農本經 消
癰腫下支滿疝 山音 下血 名醫所錄 以上朱字
以上黑字

名 離母 鬼督郵 獨搖 合離草

苗 圖經曰 赤箭天麻苗也獨莖如箭簳
葉生其端有風不動無風自搖四月
開花簳葉俱赤實似枯苦楝子核作
五六稜中有肉如麺則枯萎其
根大類天門冬惟無心脈耳去根尺
許有十餘子似芋而為衛之抱朴子
云仙方中謂此為合離草者由此物
下根如芋魁有游子十二枚周環之

去大魁數尺雖相須而實
不連但以氣相屬故也

地 〔圖經曰〕生陳倉川谷雍州及泰山少
室今江湖間亦有之〔道地〕兗州

時 〔生〕初春生苗 〔採〕三月四月八月取

收 暴乾

用 莖

質 類箭簳而莖端有葉

色 赤

味 辛

性　溫散

氣　氣之厚者陽也

臭　臊

主　消癰腫益元氣

製　剉碎用

草之草

菴藺子　無毒　植生

秦州菴蘭子　　　　　寧州菴蘭子

菴 音淹 閭 音子 本經 出神農主五臟瘀血腹中水

氣臚脹留熱風寒濕痺身體諸痛久服輕

身延年不老 以上朱字神農本經 療心下堅膈中寒

熱周痺婦人月水不通消食明目驅 音驅 巨驅

音壚

食之神仙 名醫所錄 以上黑字

苗 圖經曰 春生苗葉如艾蒿高二三尺七月開花八月結實江南人家種此

辟 蛇辟

地 圖經曰出雍州川谷及上黨道邊江淮亦有之 道地 寧州泰州

氣	性	味	色	質	用	收	時	
							採	生
味厚於氣陰中之陽	微寒微温泄	苦	青	類艾蒿	子葉	陰乾	十月九月取實	春生苗

臭　香

主　瘀血囊濕

助　荊實薏苡仁爲之使

製　爲末或煮汁

治　療圖經曰跛折瘀血打撲損煮汁服

藥性論云男子陰痿不起心腹脹

滿能消瘀血〔日華子云〕腰脚重痛

膀胱疼骨節煩痛不下食〔陶隱居

云〕種之辟蛇〔別錄云〕諸瘀血不散

變成癰擣汁服

補　藥性論云益氣

日華子云明目

子蕢菥

草之草

菥蕢子 無毒

植生

二十

蘄蓂

音錫 蓂見 本經 王明目目痛淚出除

痹補五臟益精光久服輕身不老以上朱字神農

本經 療心腹腰痛

蓑蘄 大蘵 馬辛 大薺 以上黑字名醫所錄

圖經曰

俗呼之曰老薺蘇恭亦云是大薺又

云然蘄蓂味辛大薺味甘陳藏器云

大薺當是葶藶非蘄蓂蘄蓂大而扁

葶藶細而圓二物殊此而爾雅自有

葶藶謂之蕇典音注云實葉皆似芥一

莖蘵大抵二物皆薺類故

人多不能細分乃爾致疑也名狗薺

性	味	色	質	用	收	時	地
微溫散	辛	淡黃	類葶藶而匾大	子	暴乾	採四月五月取子 生春生苗	圖經曰生咸陽川澤及道傍今處處有之

氣	臭	主	助	反	製	治	
氣之厚者陽也	焦	肝熱明目	得荊實細辛艮	惡乾薑苦參	搗碎用	治療名醫別錄云爲細末療眼熱痛淚不止欲臥時用銅筯點眼中當有熱淚及惡物出并去努肉	

實蓍

以苦參爲使能治肝家積聚眼目赤

腫

草之草

蓍實 無毒

叢生

蔡州蓍實

蓍實主益氣充肌膚明目聰慧先知久服
不饑不老輕身　神農本經

[圖經日] 其生如蒿作叢高五六尺一
本一二十莖至多者三五十莖生便

[苗]

條直所以異於衆蒿也秋後有花出
於枝端紅紫色形如菊今醫家亦稀
用其莖爲筮以問鬼神知吉凶故聖
人贊之謂之神物史記龜策傳曰龜
千歲乃遊於蓮葉之上著百莖共一
根又其所生獸無虎狼蟲無毒螫劉
向云龜千年而靈著百年而一本生
百莖又禇先生云著生滿百莖者其
下必有神龜守之其上常有青雲覆
之傳曰天下和平王道得而著莖長
丈其叢生滿百莖今世取著者不能
能中古法度不能得滿百莖長丈者
取八十莖巳上著長八尺郎難得也
好用卦者取滿六十莖以上長滿六
尺者即可用矣今蔡州所生者皆不
言如此然則此類其神物必故不常

有

地　圖經曰　出少室山谷今蔡州上蔡縣　白龜祠傍　唐本注云　所在有之

時　採　八月九月取實　生　無時

收　日乾

用　實堅澤者為好

質　莖如藾蕭實類粟米

色　蒼黃

味　苦酸

性	氣	臭	主	贋
平緩	味厚於氣陰中之陽	香	明目益氣	楷實爲僞

草之木

赤芝　無毒　寄生

赤芝

赤芝主胸中結益心氣補中增慧智不忘

久食輕身不老延年神仙 神農

本經

名

丹芝

苗〔唐本注云〕五芝經云皆以五色生於
五嶽諸方所獻白芝未必華山黑芝
又非常嶽且芝多黃白稀有黑青者
然紫芝最多非五芝之類但芝白難
得縱獲一二豈得終久服耶〔陶隱居〕
云按郡縣無高夏名恐是山名爾此

六芝皆是仙草之類俗所稀見族種
甚多形色璝異並載芝草圖中今俗
所用紫芝此是朽樹木株上所生狀
如木檽軟音名為紫芝〔爾雅云〕茵音芝
釋曰瑞草名也一歲三華為茵為芝
論衡云芝生於土土氣和故芝草生
瑞命禮曰王者仁慈則芝草生是也

地〔圖經曰〕生霍山

黑芝 _無_毒

寄生

芝黑

黑芝主癃_{音隆}利水道益腎氣通九竅聰察

性	味	色	質	時		地	名
平	鹹	黑	類澤漆	（採）六月八月取	（生）無時	（圖經曰）生常山	玄芝

久食輕身不老延年神仙 本經

神農

氣　味厚於氣陰中之陽

臭　朽

助　山藥為之使得髮良

反　畏扁青茵蔯蒿惡常山

製　水洗剉碎或為末用

倉　合麻子仁白瓜子牡桂共益人

草之木

青芝　無毒

寄生

青芝

青芝主明目補肝氣安精魂仁恕久食輕

身不老延年神仙 神農
本經

性	味	色	質	時		地	名
				採	生	圖經曰生泰山	龍芝
平泄	酸	青	類翠羽	六月八月取	無時		

氣 味厚於氣陰中之陽

臭 朽

主 不忘強志

助 山藥為之使得髮良

反 畏扁青茵蔯蒿

製 水洗剉碎或為末用

倉 合麻子仁白瓜子牡桂共益人

草之木

白芝　無毒

寄生

白芝主欬逆上氣益肺氣通利口鼻強志

芝白

意勇悍安魄久食輕身不老延年神仙

神農

本經

名	地	時	質	色	味
玉芝	圖經曰生華山	生無時　採六月八月取	類截肪	白	辛

性 平散

氣 氣之薄者陽中之陰

臭 朽

助 山藥爲之使得髮艮

反 畏扁青茵蔯蒿惡常山

製 水洗剉碎或爲末用

治 合麻子仁白瓜子牡桂共益人

草之木

黄芝 無毒 寄生

黄芝

黄芝主心腹五邪益脾氣安神忠信和樂

久食輕身不老延年神仙 神農本經

名	金芝
地	圖經曰生嵩山
時	生 無時　採 六月八月取
質	類紫金而光明洞澈如堅氷
色	黃
味	甘
性	平緩

草部

氣　氣之薄者陽中之陰

臭　朽

助　山藥爲之使得髮良

反　畏扁青茵蔯蒿惡常山

製　水洗剉碎或爲末用

倉　合麻子仁白瓜子牡桂共益人

草之木

紫芝 無毒

寄生

紫芝

紫芝主耳聾利關節保神益精氣堅筋骨

好顏色久服輕身不老延年神仙 神農
本經

名	木芝
地	圖經曰生高夏山谷
時	生 無時 採 六月八月取
收	陰乾
用	鮮明潤澤者爲佳
質	類木橶

八六

色	味	性	氣	臭	主	助	反
紫	甘	溫	氣味俱厚陽也	朽	療痔疾	山藥爲之使	畏髮扁青茵蔯蒿

製　水洗剉碎或為末

治　補藥性論云保神益壽

倉　合麻子仁白瓜子牡桂共益人

草之草

卷柏　無毒　叢生

海州卷栢　兗州卷栢

卷栢 出神農本經

痛癥瘕血閉無子久服輕身和顏色 以上朱字

本經 主五臟邪氣女人陰中寒熱

神農本經 止欬逆治脫肛散淋結頭中風眩痿

名醫所錄

卷栢陰益精

名 交時 萬歲 豹足 求股

地 圖經曰 卷栢生常山山谷間今關陝沂兗諸州亦有之宿根紫色多鬚春生苗似栢葉而細碎拳攣如雞足青黃色高三五寸無花子多生石上五月七月採陰乾去下近石有沙土處用之考之范子云卷栢出三輔建康

性　溫平微寒

味　辛甘

色　青黃

質　形如雞足而拳屈

用　細碎拳攣者爲好

收　陰乾

時　採五月七月取根
　生春生苗

　建康

記云出

氣 氣厚味薄陽中之陰

臭 香

主 生破血炙止血

製 去石沙土

治 療[藥性論云]月經不通尸疰鬼疰腹
痛去百邪鬼魅[日華子云]鎮心中
邪啼泣消面䵟
頭風暖水藏

草之草

藍實 無毒 植生

江陵府吳藍

福州馬藍

蜀州藍葉

藍實

藍實　本經

出神農

主解諸毒殺蠱蚑　音其小痓見兕必

鬼蚑毒久服頭不白輕身　神農本經○葉

汁殺百藥毒解狼毒射罔毒其莖葉可以

染青　名醫所錄

名　實　木藍子　葉　蓼藍　馬藍　吳藍

菘藍　槐藍

苗　圖經曰　苗高二三尺許葉似水蓼花

紅白色實亦若蓼實而大黑色藍有

數種有木藍出嶺南不入藥有松藍

可以為澱者亦名馬藍爾雅所謂葴

馬藍是也有蓼藍但可染碧而不堪

作澱即醫方所用者也又福州有一

種馬藍四時俱有葉類苦益菜又江
寧有一種吳藍二三月內生如蒿狀
葉青花白此二種雖不類而俱有藍
名古方多用吳藍者或恐是此故併
附之〔衍義曰〕藍實即大藍實也謂之
蓼藍非是爾雅所說是解諸藥等毒
不可闕也實與葉兩用注不解實只
解藍葉爲未盡經所說盡矣藍一本
而有數色刮竹青綠云碧青藍黃豈
非青出於藍而青於藍者也生葉汁
解藥毒此即大葉藍又非蓼藍也蓼
藍但堪揉汁染翠碧其花成長穗細
小淺紅
色爲別

〔圖經曰〕出河內平澤福州太原盧陵
南康江寧今處處有之

〔地〕

九六

時	收	用	質	色	味	性	氣
生三月四月	暴乾	實葉	實類蓼子	實黑葉青	苦	寒泄	氣薄味厚陰中之陽
採五月六月取實			葉類水蓼				

臭　腥

主　益心力解毒

製　葉擣汁用

治
療圖經曰吳藍去熱解毒止吐血陶
隱居云汁塗五心止煩悶及蜂螫
毒唐本注云木藍子消毒腫○蓼
藍汁去熱毒藥性論云藍實利五
臟調六腑利關節治經絡中結氣
使人健少睡○汁止心煩躁日華
子云吳藍除天行熱狂疔瘡遊風
熱毒腫毒風瘮去煩止渴殺府金
瘡血悶蟲蛇傷毒刺鼻洪吐血排
膿寒熱頭痛赤眼產後血暈小兒

壯熱熱舟[陳藏器云]根藍澱傅熱
瘡○淳傅小兒禿瘡熱腫初作○
甘藍食之去熱黃○青布天行煩
毒小兒寒熱丹毒並水漬取汁飲
燒作黑灰傅惡瘡經年不差者及
傅炙瘡止血令不中風[別錄云]唇
上生瘡連年不差者以八月藍葉
一斤搗汁洗差○虎傷人瘡以青
布緊捲燒一頭內竹筒中
射瘡口令煙熏入瘡差
[補藥性論云]填骨髓
明耳目益心力

[倉]
馬藍焙搗為末合酒服錢七治婦人
敗血○大藍汁合雄黃麝香細末點
蜘蛛咬處即差○藍合鼠屎兩頭尖
者二七枚水五升煮取二升盡服之

温覆取汗治陰陽易病身體重小腹

急熱上衝胸頭重不能舉瞤膝脛拘

急欲

死者

解

毒藥毒箭金石藥毒狼毒射罔毒

蠱毒椵藍解諸毒青皮解諸物毒

草之草

青黛

青黛

青黛主解諸藥毒小兒諸熱驚癇發熱天
行頭痛寒熱並水研服之亦摩傅熱瘡惡
腫金瘡下血蛇犬等毒染澱亦堪傅熱惡
腫蛇虺螫毒　名醫所錄

味	色	用	收	時	地	圖經曰	苗
鹹	青	輕浮者爲好	曬乾	採 夏取葉 生 春生苗	原廬陵南康處處有之	出波斯國今太	謹按青黛出於藍必其種人家園圃

性 寒軟

氣 氣薄味厚陰也

臭 腥

主 殺蟲解毒

製 研細用

治 [療]陳藏器云小兒
丹熱和水服之

草之草

芎藭 無毒

叢生

芎藭 本經 出神農 主中風入腦頭痛寒痺筋攣

緩急金瘡婦人血閉無子 神農本經 以上朱字 除腦

中冷動面上遊風去來目淚出多涕唾忽

忽如醉諸寒冷氣心腹堅痛中惡卒急腫

四川芎藭

痛脇風痛溫中內寒　以上黑字
名醫所錄

名

胡藭　香果

苗

[圖經曰] 芎藭即蘼蕪根也其苗四月
五月間生葉似芹胡荽蛇床輩作叢
而莖細七月八月開白花根堅瘦黃
黑色關中出者俗呼為京芎並通用
惟貴形塊重實作雀腦狀者謂之雀
腦芎此最有力也 [吳氏云] 葉香細青
黑文赤如藁本冬夏叢生五月華赤
七月實黑莖端兩葉根有節似馬銜

[衍義曰] 今出川中大塊其裏色白
不油嚼之惟辛甘者佳他種不入藥
狀可為末煎湯沐浴此藥今人所用
止可為末煎湯沐浴此藥今人所用
最多頭面風不可闕此然須以他藥

佐之

地〔圖經曰〕生武功川谷斜谷西嶺及關
中秦州山陰泰山〔道地〕蜀川者為勝

時〔生〕四月五月生苗
〔採〕九月十月取根

收 暴乾

用 根如雀腦者佳

質 形類馬銜而成塊

色 黑赤

味 辛

性	氣	臭	主	行	助	反	製
溫散	氣之厚者陽也	香	頭風腦痛	手足厥陰經手足少陽經	白芷為之使	畏黃連	水洗去土剉用

治療 〔圖經曰〕葉作香飲止泄瀉〔陶隱居云〕齒根血出者含之瘥〔藥性論云〕

主腰脚軟弱半身不遂及胞衣不出腹內冷痛〔日華子云〕除一切風

一切氣一切血一切勞損調眾脈

破癥結消宿血養新血長肉止鼻

洪吐血及溺血痔瘻瘻腦瘻發背癬

癥瘕贅瘤疥排膿消瘀血〔湯液本〕

〔草云〕補血主血虛頭痛之聖藥散○

肝經之風上行頭目下行血海○

貫芎治少陽經苦頭痛

〔補〕〔日華子云〕五勞七傷壯筋骨

〔合〕合當歸等分水二盞煎一盞服治婦人數月胎不動○末一匙合艾湯調

如婦人經水三月不行服此驗腹內微動者是胎○到一兩合酒一盞煎

本草品彙精要 卷八 草部 一〇九

五分去滓入生地黃汁二合煎三沸
食前分二服療婦人血崩晝夜不止
久服則走散真氣

禁

草之草

蘪蕪〔無毒〕　叢生

蘪蕪

蘪蕪出神農本經

主欬逆定驚氣辟邪惡除蠱

毒鬼疰去三蟲久服通神

中老風頭中久風風眩

以上朱字主身

以上黑字神農本經主身名醫所錄

名

薇蕪　江蘺　蕲茝

圖經曰蘪蕪即芎藭苗也其苗四五

月生葉似芹及胡荽蛇牀輩作叢而

莖細七八月開白花亦入藥用淮南

于所謂夫亂人者芎藭之與藁本蛇

牀之與蘪蕪是也其葉倍香或蒔於

園庭則芬馨滿徑故江東蜀人採其

葉作飲香也

性	味	色	質	用	收	時	地
溫散	辛	葉青花白	類蛇牀葉	葉花	暴乾	〔生〕春生苗 〔採〕四月五月取葉	〔圖經曰〕雍州川澤及冤句 〔道地〕今關陝蜀川江東山中皆有之

氣　氣之厚者陽也

臭　香

主　祛風脹

治　圖經曰止泄瀉

草之草

黃連　無毒　叢生

宣州黃連

澧州黃連

黄連 出神農

本經 主熱氣目痛眥傷泣出明目

腸澼腹痛下痢婦人陰中腫痛久服令人

不忘 神農本經 五臟冷熱久下洩澼膿血

以上朱字

止消渴大驚除水利骨調胃厚腸益膽療

口瘡 名醫所錄

以上黑字

名

王連 支連

苗 圖經曰 苗高尺許一莖生三葉葉似

甘菊四月開黄花六月結實似芹子

而黄江左一種根若連珠其苗經冬

不凋葉似小雉尾草正月開花作細

穗淡白微黃色其根於

六七月後始堅實也

地

〔圖經曰〕生巫陽山谷及泰山今江湖
荊蘷州郡亦有之〔陶隱君云〕生臨海
諸縣者不佳〔別錄云〕歙州處州者次
之〔道地〕出宣城泰地及杭州柳州蜀
道灃州東陽新
安諸縣者最勝

時　〔生〕春生苗四月開花
　　〔採〕二月八月取

收　暴乾

用　根連珠九節者爲好

質　類巴戟

色	味	性	氣	臭	主	行	助
黃	苦	微寒泄	味厚氣薄陰中之陽	焦	瀉心火消痞滿	手少陰經	黃芩龍骨理石爲之使

反　畏款冬花惡菊花白鮮皮白殭蠶蠱芫

花立参勝烏頭

製　去鬚生用酒炒上行

治療〔陶隱居云〕止下痢及渴〔藥性論云〕

小兒府蟲赤眼昏痛鎮肝去熱毒〔湯液本

〔日華子云〕止心腹痛驚悸煩躁潤

心肺長肉止血并瘡疥益汗天行

熱疾〔陳藏器云〕羸瘦氣急

草云〕瀉心火除脾胃中濕熱治煩

惡心彎熱在中焦兀兀欲吐心下

痞滿主陽有餘眼暴赤腫并諸瘡

瘍及安蚘通寒格療下焦虛堅腎

又能令人終身不發斑瘡煎黃連

一日見未出聲時灌之大應已以

出聲灌之斑雖出亦輕〔別錄云〕以

咬咀八兩用水七升煮五升去滓

適寒溫飲五合日三服療卒心痛

及傷寒病發豌豆瘡未成膿

者又為末傅小兒月餘蝕瘡

補日華子云 五勞七傷益氣

合 合豬肚蒸為丸療小兒疳氣○以長

三寸者三十枚秤重一兩半龍骨如

筈子四枚重四分附于大者一枚乾

薑一兩半膠一兩半並切先以水五

合著銅器中去火三寸煎沸便下著

生土土上沸止又上水五合如此九上

九下內諸藥著火上沸輒下著土沸

止又復九上九下度可得一升頓服

療下痢不問冷熱赤白穀滯休息久

下之疾郎愈○合青木香各等分同

擣爲末以白蜜丸如梧子大空腹米

飲下二三十丸日再如神其久冷人

卽煨熟大蒜作丸服○以末一大兩

合白羊子肝一具去膜同於砂盆内

研令極細衆手撚爲丸如梧子大每

服以煖漿水呑三七枚連作五劑差

凡諸眼目疾及障瞖青盲皆主之○

合當歸芍藥等分細切以雪水或甜

水煎濃汁洗眼冷卽再溫甚益眼目

但是風毒赤目花瞖等皆可療之○

末合乳汁浸點止目卒痒并痛煎之

治目中百病○末合酒服方寸七日

三療妊婦因驚舉重胎動出血○末

合赤小豆末等分傅療痔疾有頭如

鷄冠者卽差

石　絡

草之走

絡石　無毒附地錦扶芳　土

敧石血薜荔木蓮　麗生

解　巴豆毒熱　毒

忌　豬肉冷水

絡石 本經

出神農 主風熱死肌癰傷口乾舌焦

癰腫不消喉舌腫不通水漿不下久服輕

身明目潤澤好顏色不老延年神農本經

以上朱字神農本經

大驚入腹除邪氣養腎主腰髖痛音寬堅筋

骨利關節通神 名醫所錄

以上黑字名醫所錄

名 懸石 石鯪 石蹉 石龍藤 明石 領石

石耐冬 石龍藤

苗 圖經曰葉圓如細橘正青冬、夏不凋

其莖蔓延莖節著處卽生根鬚包絡

石上以此得名花白于黑以石上生

者良其在木上者隨性而移薜荔附木

者良其上以此得名花白于黑以石上生

蓮地錦石血皆其類也薜荔與此極

相類但莖葉麤麤大如藤狀木蓮更大

如絡石其實若蓮房地錦味甘溫無

毒葉如鴨掌著地上隨節有根亦

緣木石血極與絡石相類但葉

頭尖而赤耳扶芳藤味苦小溫無毒

山人取楓樹上者為附楓藤一如桑

上寄生一名滂藤小時如絡石薜荔

黃綠樹木三五十年漸大枝葉蘩茂

葉圓長二三寸厚若石韋生于似蓮

房中有細子一年一熟一名木蓮打

破有白汁停久如漆土鼓藤味苦

味甘溫無毒生林薄間作蔓繞草木

葉頭尖子熟如珠碧色正圓小兒取

藤於地打作鼓聲李邕名為長春藤

已上六種皆相類各有療疾之功故

色	青
質	類薜荔而細小
用	莖葉生於石上者爲好
收	日乾
時 採生	正月六月七月取 春生苗
	有之
	在處
	山巖上或宮寺及人家亭園山石間
地 圖經曰	泰山川谷或石山之陰或高
	此
	附於

味	性	氣	臭	主	助	反	製
苦	温微寒	味厚於氣陰中之陽	朽	瘡瘍喉痺	杜仲牡丹爲之使	畏貝母菖蒲惡鐵落鐵精	[雷公云] 凡採得後用麤麤布揩葉莖上毛用熟甘草水浸一伏時出切日乾

用任

治

療[唐本注]云汁洗蝮蛇瘡服之去蛇
毒心悶及刀斧傷傅之[陳藏器]云

去一切風[別錄]云喉痹咽喉寒喘
息不通須臾欲絕[圖經]曰薛荔治

背癰[唐本注]云石血治產後血結
[陳藏器]云地錦破老血產後血結

婦人瘦損不能飲食腹中有塊淋
瀝不盡赤白帶下天行心悶○扶

芳藤主一切血一切氣一切冷其○
楓上者主血風及渴○木蓮房破

血○土鼓藤主血風羸劣腹內諸
冷血悶○木蓮藤汁傅白癜癧瘍

及風惡疥癬
[補][陳藏器]云暖腰腳久服延年去百

一二六

病變白不老 圖經

殺孽毒

曰木蓮壯陽道

解

草之走

蒺藜子　無毒

散生

秦州蒺藜子

同州白蒺藜

蒺藜子 本經

出神農 主惡血破癥結積聚喉痺
乳難久服長肌肉明目輕身 以上朱字身
神農本經
體風痒頭痛欬逆傷肺肺痿止煩下氣小
兒頭瘡癰腫陰㿉可作摩粉其葉主風癢

可煑以浴 以上黑字名醫所錄

名

旁通　屈人　止行　休羽

升推　茨

苗

<u>圖經曰</u>蔓生細葉布地子有三角刺

人者是也又一種白蒺藜無刺綠葉

細蔓綿布沙上七月開花黄紫色如

豌豆花而小九月結實作莢子便可

採其實味甘而微腥褐綠色如蠶種

子相類而差大又與馬薲子酷相似

但馬薲子微大不

堪入藥須細辨之

地

<u>圖經曰</u>蒺藜子生馮翊平澤或道傍

沙苑蒺藜生同州沙苑牧馬草地最

多

一二九

氣	性	味	色	質	用	收	時
氣厚於味陽中之陰	溫微寒	苦辛	白	沙苑蒺藜形如蠶種子而大　蒺藜子狀類菱角而細小有刺	子	暴乾	【生】二月四月苗　【採】七八月取實沙苑蒺藜九月取實

臭　香

主　明目去風

助　烏頭為之使

製　[雷公云] 凡使採得後淨揀擇了蒸從午至酉出日乾於木臼中春令皮上刺盡用酒拌再蒸從午至酉出日乾

治　[療圖經曰] 祛風明目痔漏陰汗婦人發乳帶下 [日華子云] 賁豚腎氣肺氣胸膈滿催生療腫毒及水臟冷小便多止遺瀝溺血 [藥性論云] 白蒺藜去諸風癧瘍破宿血療吐膿產難去燥熱

補 日華子云 益精止泄精

衍義曰 沙苑者補腎

倉 治卒中五尸日三服愈

合蜜爲丸服如胡豆二枚

禁 姙娠服之卽墮胎

贋 馬薸子爲僞

草之木

黃耆 無毒

植生

憲州黃耆

黃耆 本經

出神農

主癰疽久敗瘡排膿止痛大

風癩疾五痔鼠瘻補虛小兒百病

以上朱字神農

本經

婦人子臟風邪氣逐五臟間惡血補丈

夫虛損五勞羸瘦止渴腹痛洩痢益氣利

陰氣生白水者冷補其莖葉療渴及筋攣
癰腫疽瘡

以上黑字

名

蜀脂　戴椹　戴糝　獨椹

百本　王孫　芰草

名醫所錄

苗

圖經曰

根長二三尺獨莖作葉生枝

蘗去地二三寸其葉扶疎作羊齒狀

又如蒺藜苗七月中開黃紫花其實

作莢子長寸許其皮折之如綿謂之

綿黃耆然有數種有白水者有赤水

者有木者功用並同而力不及白水

者木者短而理橫人多以苜蓿根假

作黃者折皮亦似綿頗能亂真但苜

蓿根堅而脆黃者至柔靭皮微

黃褐色肉中白色此爲異耳

地 [圖經曰] 蜀郡山谷及白水漢中今河東陝西州郡多有之 [陶隱居居云] 出隴西叨陽黑水宕昌 [道地] 憲州原州華原宜州寧州

時 [生] 春生苗 [採] 二月十月取根

收 陰乾

用 根折之如綿者爲好

質 類甘草而皮褐

色 皮黃肉白

味 甘

性	微溫平緩
氣	氣之厚者純陽
臭	微腥
主	補中益氣
行	手少陽經足太陰經足少陰經
反	惡白鮮皮龜甲
製	[雷公云] 去蘆蒸槐砧上剉用或蜜炙 生用亦可
治	[藥性論云] 去寒熱客熱 [日華子云] 破癥癖瘰癧癭瘤贅腸風血崩帶下

赤白痢産前後一切病月候不匀

消渴痰嗽及頭風熱毒赤目○白

水煮治血及煩悶骨蒸勞無汗則

發汗有汗則止汗

耳聾補五臓 [日華子云] 壯筋骨長

肉補

血

[補] [藥性論云] 發背內補及虛喘腎衰

[倉]

○合防風煮湯熏風病脈沉口禁不語

○合人參甘草退勞役發熱○合白

芷連翹排膿止痛消毒○合防風補

力愈大

[禁]

面黑人不可多服

[贗]

苜蓿根爲僞

草之草

肉菼蓉　無毒　草

菼蓉附　叢生

肉菼蓉

肉菼蓉　出神農本經

主五勞七傷補中除莖中寒熱痛養五臟強陰益精氣多子婦人癥

除膀胱邪氣腰痛瘕久服輕身

神農本經

以上朱字

止痢

名醫所錄

以上黑字

名　肉松蓉

苗　圖經曰　舊說是野馬遺瀝落地所生

今西人云大木間及土壍垣中多生

此非游牝之所而乃有則知自有種

類耳或疑其初生於馬瀝後乃滋殖

如茜根生於人血之類是也皮如松

子有鱗甲苗下有一細匾根長尺餘

然西羌來者肉厚而力緊為佳也採

時掘取中央好者以繩穿至秋乃堪

用又有一種草茵蓉極相類但根莖

圓紫色北來人多取刮去花壓令匾

以代肉者功力殊劣耳又下品有列

當條云生山南巖石上如藕根初生

掘取一名草蓯蓉性溫補男子疑即

是此物今人鮮用故少有辯之者因

附見於此 陶隱居云 第一出隴西形

區廣柔潤多花而味甘次出北國者

形短而少花巴東建平間者不如此

日華子云 又有花蓯蓉即是春抽苗

者力較微耳

地 圖經曰 生河西山谷及代郡鴈門今

陝西州郡多有之 陶隱居云 河南巴

東建平 道地

西羌隴西

時 生 春生

採 三月五月五日取根

収	陰乾
用	根肥潤者爲好
質	形似松塔而長軟
色	紫
味	甘酸醎
性	温緩
氣	氣厚於味陽中之陰
臭	腥

主　補精壯陽

製　蒸酥炙
先以酒浸去浮甲心中白膜復以酒

治
療　[藥性論云]女人血崩帶下陰痛[日華子云]男子泄精尿血遺瀝
補　[藥性論云]益髓悅顏色延年壯陽
[日華子云]男絕陽不興女絕陰不
[草云]補命門相火不足
產潤五臟長肌肉暖腰膝[湯液本草]

倉　合山芋羊肉作羹益人

草之草

防風　無毒　植生

一四二

齊州防風

同州防風

三八

解州防風 河中府防風

防風 出神農

本經 主大風頭眩痛惡風風邪目

盲無所見風行周身骨節疼痺煩滿久服

輕身 神農本經 脇痛脇風頭面去來四肢

攣急字乳金瘡內痙 ○葉主中風熱汗出

以上黑字

名醫所錄

名 屏風 簡根 百蜚

銅芸 茴草 百枝

苗圖經曰 莖葉俱青綠色莖深葉淡似

青蒿而短小初時嫩紫作菜茹極爽

口五月開細白花中心攢聚作大房

似蒔蘿花實似胡荽而大根土黃色

與蜀葵根相類而潤實其關中所產
者輕虛多不及齊州者良又有石防
風出河中府根如蒿根而黃葉青花
白五月開花六月採根亦療頭風眩
痛又宋亳間及江東出一種防風其
苗初春便生嫩時紅紫色彼人以作
菜茹味甚佳然云動風氣本經云葉
主中風熱汗出與此相反恐別是一
種
耳

【地】

〔圖經曰〕生沙苑川澤及邯鄲上蔡同
州解州河中府京東淮浙州郡皆有
之〔陶隱居云〕彭城蘭陵琅琊鬱州
〔道地〕齊州龍山者最善淄州兗州青
州者尤佳

時採生	收	用	質	色	味	性	氣
初春生苗二月十月取根	暴乾	根頭節堅如蚯蚓頭實而脂潤者爲好	類沙參而細長	土黃	甘辛	溫散	氣厚味薄陽也

臭 微香

主 祛風勝濕

行 足陽明經太陰經手太陽經

反 惡乾薑藜蘆白斂莞花

製 去蘆洗淨剉用

治 〔療〕〔日華子云〕去三十六般風氣赤眼止淚及癱瘓通利五臟關脈〔藥性論云〕花主心腹痛四肢拘急行履不得經脈虛羸除骨節間疼痛〔湯液本草云〕治風通用瀉肺實散頭目中滯氣除上焦風邪之仙藥身

去身半巳上風邪稍去身半巳下

風邪又云去濕之仙藥

補 日華子云男子一切勞劣補中益

神五勞七傷羸損益汗心煩體重

能安神定

志匀氣脈

倉 合澤瀉藁本療風〇合當歸芎藥陽

起石禹餘糧療婦人子臟風〇合南

星童便療

破傷風

又頭者令人發狂又尾者發痼疾

禁

解 殺附子毒

草之草

蒲黄 無毒

叢生

蒲黄

出神農
本經

主心腹膀胱寒熱利小便止
血消瘀血久服輕身益氣力延年神仙以上

○蒲黄以澀腸止洩殊勝止瀉血

及血痢

以上黑字

名

名醫所錄

蒲搥　蒲釐花

苗

圖經曰

春初生嫩葉未出水時紅白
色茸茸然至夏抽梗於叢葉中花抱
梗端如武士捧杵故俚俗謂蒲搥亦
謂之蒲釐花黄即花中藥屑也細若
金粉當其欲開時有便取之市廛間
亦採以蜜搜作果食貨賣甚益小兒
醫家又取其粉下篩後
有赤滓謂之蒲萼也

地

圖經曰生河東及南海池澤今處處
有之　道地　泰州者為良

本草中品農青要　卷八　草部

氣	性	味	色	質	用	收	時	生
							採	
氣厚於味陽中之陰	平緩	甘	黃褐	類松花	花中藥屑	日乾	夏取藥	春葉

臭 香

主 諸血

製 雷公云凡使須隔三重紙焙令色黃
蒸半日再焙乾用

治

療 藥性論云通經脈止女子崩中不
佳痢血及鼻衄尿血利水道日華
子云撲傷血悶排膿及瘡癬婦人
帶下月候不勻血氣心腹痛姙娠
下血墮胎血暈血癥兒枕急痛小
便不通腸風瀉血遊風腫毒鼻洪
吐血下乳血痢生用破
血消腫炒用補血止血

補 日華子云止泄精

泰州香蒲

草之草

香蒲 無毒

叢生

香蒲主五臟心下邪氣口中爛臭堅齒明
目聰耳久服輕身耐老 神農本經

名
雎 蘸

苗
圖經曰 香蒲乃蒲黃苗也初生時取
其中心入地大如七柄白色者生噉
之甘脆周禮以為菹者是也至夏抽
莖於叢葉中其端花藥有屑如金粉
郎蒲黃也 唐本汪云 此甘蒲可作薦
者用白為菹亦堪蒸食山南名此蒲
為香蒲謂蓇
蒲為臭蒲也

地
圖經曰 生南海池澤今處處有之
道地 泰州者良

時	收	用	質	色	味	性	氣
生春初 採夏	日乾	根	類葵白而細	白	甘	平緩	氣厚於味陽中之陰

十四

臭 香

主 聰耳目

二十種陳藏器餘

搥胡根味甘寒無毒主潤五臟止消渴除
煩去熱明目功用如麥門冬生江南川谷
用去心

蔭地苗如萱草根似天門冬

甜藤味甘寒無毒去熱煩解毒調中氣令
人肥健又主剎馬血毒入肉狂犬牛馬熱

黃擣絞取汁和米粉作糗餌食之甜美止

洩擣葉汁傅蛇咬瘡生江南山林下蔓如

葛又有小葉尖長氣辛臭擣傅小兒腹除

痞滿閃癖

孟娘菜味苦小溫無毒主婦人腹中血結

羸瘦男子於陰囊濕痒強陽道令人健行不

睡補虛去痔瘻瘰癧瘻瘤作菜生四明諸

山冬夏常有葉似升麻方莖山人取之為

菜一名孟母菜一名厄菜

吉祥草味甘溫無毒主明目強記補心力

生西國胡人將來也

地衣草味苦平無毒主明目崔知悌方云

服之令人目明地上衣如草生濕處是

郎耶草味苦平無毒主赤白久痢小兒大

腹痞滿丹毒寒熱取根莖服煑之生山澤

間三四尺葉作鴈齒如鬼針苗

地楊梅味辛平無毒主赤白痢取莖于煎
服生江東溫濕地四五月有子似楊梅苗
如蓑草也

茅膏菜味甘平無毒主赤白久痢煮服之
草高一尺生茅中葉有毛如油膩黏人手
子作角中有小子也

虀菜味辛平無毒主破血產後腹痛煮汁
服之亦搗碎傅疗瘡生江南國蔭地似益

母方莖對節白花花中甜搗傅蛇咬瘡生

高原如小蒜而長產後作羹食之良

益妳草味苦平無毒主五野雞病脫肛止

血炙令香浸酒服之生永嘉山谷葉如澤

蘭莖赤高二三尺也

蜀胡爛味辛平無毒主冷氣心腹脹滿補

腎除婦人血氣下痢殺牙齒虫生安南似

蘘香子

雞䐗草味苦平無毒主赤白久痢成痔生

澤畔赤莖對葉如百合苗

難火蘭味酸溫無毒主冷氣風痹開胃下

食去腹脹久服明目生巴西胡國似菟絲

子長少許

蓼蕎味辛溫無毒主霍亂腹冷脹滿冷氣

攻擊腹內不調產後血攻胸脅刺痛煑服

之亦食其苗如葱韭也

石薺薴味辛溫無毒主風冷氣幷瘡疥癢

野雞漏下血煮汁服生山石上紫花細葉

高一二尺山人並用之

藍藤根味辛溫無毒上氣冷嗽煮服之生

新羅國根如細辛

七仙草主杖瘡搗枝葉傅之生山足葉尖

細長

甘家白藥味苦大寒小有毒主解諸藥毒

與陳家白藥功用相似人食毒物疑不穩

水研服之即當吐之未盡又服此二藥性

冷與霍亂下痢相反出夔州已南甘家亦

因人爲號葉似車前生陰處根形如半夏

嶺南多毒物亦多解物豈天資乎汁飲之

如蜜

天竺乾薑味辛溫無毒主冷氣宿中宿食

不消腹脹下痢腰背疼瘕癖氣塊惡血積

聚生婆羅門國似薑小黃一名胡乾薑

池德勒味辛溫無毒主破冷氣消食生西
國草根也胡國人用之

本草品彙精要卷之八

草部上品之下

二十三種神農本經字朱

二種名醫別錄字黑

二種唐本先附_{唐附}注云

五種唐本餘

一十種陳藏器餘

巳上總四十二種

內八種今增圖

合子草　　　　刺蜜　　骨路支　　長松

草部上品之下

草之草

續斷 無毒

植生

晉州續斷

續斷 出神農

主傷寒補不足金瘡癰傷折
跌續筋骨婦人乳難久服益氣力　以上朱字神農

本經

崩中漏血金瘡血內漏止痛生肌肉及
踠傷惡血腰痛關節緩急　以上黑字醫所錄

名 龍豆　屬折　接骨　南草　槐

苗 圖經曰 三月已後生苗榦四稜似苧麻葉亦類之兩兩相對而生四月開花紅白色似益母花根如大薊赤黃色按范汪方云即是馬薊與小薊菜相似但大於小薊爾葉似旁翁菜而小厚兩邊有刺刺人其花紫色與今

色	質	用	收	時	地		
				採			
				生			
赤黃	類玄參而黃皺	根脂潤肥大者為好	陰乾	七月八月取根 春生苗	圖經曰生常山山谷今陝西河中與 元府舒越晉絳州 道地 蜀川者佳	為真也 黃皺者 人莫能辨醫家用之但以節節斷皮 越州生者相類今之市者亦有數種	

反	助	行	主	臭	氣	性	味
惡雷丸	地黃爲之使	足厥陰經	續筋骨	香	氣厚於味陽中之陰	微溫	苦辛

製　横切碎焙乾用

〔雷公云〕去向裏硬筋了酒浸一伏時

治療　〔藥性論云〕主絕傷去諸温毒宣通

經脉　〔日華子云〕破癥結瘀血消毒

腫腸風痔瘻乳癰瘰癧撲損婦人

産前後一切病面黃虛腫縮小便

止泄精尿血胎漏子宮冷〔別錄云〕

産後心悶手足煩熱厭厭氣欲絶

血暈心頭硬乍寒乍熱

補　〔日華子云〕助氣調血補五勞七傷

贗　草茆根爲僞

草之草

漏蘆　無毒陳藏器云有毒　植生

蘆漏州單　　蘆漏州海

沂州漏蘆　　秦州漏蘆

漏蘆 出神農

本經 主皮膚熱惡瘡疽痔濕痺下

乳汁久服輕身益氣耳目聰明不老延年

以上朱字 神農本經 止遺溺熱氣瘡癢如麻豆可作

浴湯 名醫所錄

以上黑字

名

野蘭 老翁花 莢蒿

苗 圖經曰 莖葉似白蒿有莢花黃生莢

端莖若筋大其子作房類油麻房而

小七八月後皆黑異於眾草今諸郡

所圖上惟單州者差相類沂州者花

葉頗似牡丹泰州者花似單葉寒菊

紫色五七枝同一榦上海州者花紫

碧如單葉蓮花花萼下及根傍有白
茸裹之根黑色如蔓菁而細又類蔥
本淮甸人呼為老翁花三州所生花
雖別而葉頗相類但秦海州者葉更
作鋸齒狀爾一物而殊類若此醫家
何所適從當依舊說以單州者為勝

【地】圖經曰生嵩山山谷今京東州郡及
秦州海州沂州皆有之　蜀本圖經云
及上黨者佳單州出者為勝
曹兗州下濕地最多　道地江寧

【時】生春生苗
　　採八月取根

【收】日乾

【用】南人用苗北人用根

色	味	性	氣	臭	主	助	製
黑	苦鹹	大寒泄	氣薄味厚陰也	腥	瘡瘍下乳汁	連翹爲之使	[雷公云]去蘆以甘草同蒸從巳至申去甘草用

治療〔陶隱居云〕除諸瘻瘡疥〔藥性論云〕治身上熱毒風生惡瘡皮肌瘙痒癮瘮〔陳藏器云〕殺蠱洗瘡疥用之

倉合連翹為使治小兒壯熱通小腸泄精尿血血風赤眼乳癰發背瘻瘰腸風排膿補血并撲損續筋骨傅金瘡止血長肉通經脉○杵為散以一錢七合猪肝一兩鹽少許水煮熟空心頓服治小兒無辜府肚脹或時瀉痢冷熱不調○根合服

贗木蔾蘆獨漏為偽苦酒摩療瘡疥

草之木

營實 毒無

蔓生

營實

本經 主癰疽惡瘡結肉跌筋敗瘡

出神農

以上朱字

神農本經 久服輕

營實

本經

熱氣陰蝕不瘳利關節

本草品彙精要

卷乙 草部

七

身益氣○根止洩痢腹痛五臟客熱除邪
逆氣疽癩諸惡瘡金瘡傷撻生肉復肌上以

黑字名
醫所錄

名　薔薇　牆麻　牛棘　牛勒
　　薔蘼　山棘

苗　蜀本圖經云營實卽薔薇子也莖間
　　多刺蔓生子若杜棠子其花有百葉
　　八出或赤或白入藥以白花者
　　為良其根可煑釀酒莖葉亦可作飲

地　圖經云生零陵川谷及蜀郡今所在
　　有之

時　生春生苗
　　採八月九月取實

收	用	質	色	味	性	氣	臭
陰乾	子根	類杜棠子	赤白	酸[根]苦澁	溫微寒收[根]冷	氣薄味厚陰中之陽	香

主 瘡瘍

冶【療】【藥性論云】除白禿瘡五臟客熱日華子云消熱毒風癩疽惡瘡疥癬牙齒痛辟邪氣通血結止赤白痢腸風瀉血小兒疳蟲肚痛【別錄云】髖及刺不出以薔薇灰末服方寸七日三亦治折箭刺入肉膿囊不出堅燥及鼠撲服之十日髖刺皆穿皮出○根煑濃汁稍稍嚥療瘡及胸中生瘡久不瘥者

【含】根合酒飲治少小睡中遺尿不自覺

草之草

天名精 _{無毒}

植生

天名精

```
明州天名精
```

天名精

本經

出神農

主瘀血血瘕欲死下血止

血利小便除小蟲去痹除胸中結熱止煩

以上朱字

渴久服輕身耐老 神農本經 逐水大吐下

以上黑字

名醫所錄

天門精　麥句薑　蒾蕧　地菘

天蔓菁　鹿活草　豕首　彘顱

天蕪菁　蟾蜍藍　豨首　觀

玉門精　蝦蟇藍　劉懺草

大鞠蓬麥

蒾劣音蕧鳠音

圖經曰　夏秋抽條頗似薄荷花紫白色南人謂之地菘香氣似蘭故名蟾

蜍蘭狀如藍故名蝦蟇藍其味甘辛故名蒾雅所謂蒾

故名麥句薑一名豕首爾

蛹按下品又有地菘條云所主功狀

甕豕首是也江東人用此以燭蠶

與此正同及據陳藏器解紛合陶蘇

二說亦以天名精為地菘則此條不

當重出雖陳藏器拾遺別立地菘條

此乃陳藏器自成一書務多條目爾

味	色	質	用	收	時	地
甘辛	青緑	類薄荷	莖葉	暴乾	採五月取	圖經曰生平原川澤江湖間皆有之
					生春生苗	

解分拾遺亦自差互後人卽不當仍
其謬而重有新附也今刪去地菘條

草之草

性	寒 緩
氣	氣之薄者陽中之陰
臭	香
主	清熱消毒
助	垣衣地黃爲之使
治	[療][唐本注云]破血生肌止渴利小便 殺三蟲除諸毒腫疔瘡瘻痔金瘡 內射身癢癮癖不止掐之立已[藥] [性論云]治瘡止血及鼻衄不止

七

子明決州滁　　子明決

決明子　無毒

植生

眉州決明子

決明子
本經 出神農 主青盲目淫膚赤白膜眼
赤痛淚出久服益精光輕身 以上朱字 神農本經療

唇口青 以上黑字 名醫所錄

名

薢茩芙苂

本草品彙精要 卷之 草部 七

苗 [圖經]曰 夏初生苗高三四尺許根帶
紫色葉似苜蓿而大七月有花黃白
色其子作穗如青菉豆而銳爾雅云
薢茩芙茪釋曰藥草芙茪也郭璞注
云葉黃銳赤華實如山茱萸或曰陵
也關西謂之薢茩與此種頗不類又
有一種葉如江豆子形似馬蹄故謂
之馬蹄決明也 [衍義]曰決明子苗高
四五尺春亦爲蔬秋深結角其子生
角中如羊腎今湖南北人家園圃所
種甚多或在村野或成叚種圖經
言葉似苜蓿而濶大甚爲允當

[地] [圖經]曰生龍門川谷廣州桂州今處
處有之

[特] [採][生] 夏初生苗 十月十日取實

主	臭	氣	性	味	色	用	收
益肝明目	朽	氣薄味厚陰中陽也	平微寒泄	鹹苦甘	青碧	子	陰乾百日

助 著實爲之使

反 惡大麻子

治 療藥性論云利五臟除肝家熱服百
日見夜光日華子云爲末水調塗
消腫毒燉太陽穴療頭痛貼腦心
止鼻洪作枕勝黑豆治頭痛明目

補 日華子云助
肝氣益精

解 蛇毒

草之草

丹參 無毒 植生

隨州丹參

丹參 出神農本經

主心腹邪氣腸鳴幽幽如走水寒熱積聚破癥除瘕止煩滿益氣 以上朱字

養血去心腹痼疾結氣腰脊強腳痺除風邪留熱久服利人 以上黑字

神農本經

名醫所錄

名	郊蟬草　赤參　木羊乳
	奔馬草　山參
苗	[圖經曰]二月生苗高尺許莖幹方稜
	青色葉生相對如薄荷而有毛三月
	開花紅紫色似蘇花根赤大如指長
	一尺餘一苗數根冬月採者良夏月
	採者虛惡
	不甚佳也
地	[圖經曰]出桐栢山川谷及泰山陝西
	河東州郡亦有之[道地]隨州
時	[生]二月生苗
	[採]五月九月十月取
收	暴乾
用	根麤壯者佳

質	類川當歸而赤
色	赤
味	苦
性	微寒洩
氣	氣薄味厚陰也
臭	腥
主	養陰血除邪熱
反	藜蘆畏鹹水

製　去蘆判碎用

治　[治療]
藥性論云　治脚弱疼痹主中惡殺
百邪鬼魅腹痛氣作呴聲能定精
日華子云　通利關脈除冷熱勞骨
節疼痛四肢不遂排膿止痛生肌
長肉破宿血生新血安生胎落死
胎止血崩帶下調婦人經脈不匀

血邪心煩惡瘡疥癬瘻贅腫
毒丹毒頭痛赤眼熱溫狂悶

補　[日華子云]
養神定志

倉　[倉]
合酒浸服療風軟脚○以一兩杵為
散每服熱酒調下二錢七治寒疝小
腹及陰中相引痛
自汗出欲死者

草之走

茜根 無毒

蔓生

茜 根

茜根 出神農 本經

主寒濕風痺黃疸補中 以上朱字

神農本經

止血內崩下血膀胱不足踒跌蠱毒

久服益精氣輕身可以染絳　以上黑字

名醫所錄

| 名 |
地血　茹藘　茅蒐　牛蔓　舊

苗〔圖經曰〕此即今染絳草也蔓延草木上葉似棗葉而頭尖下闊三五對生節間其根紫色陸機疏云茹藘茅蒐茜也一名地血齊人謂之茜徐人謂之牛蔓舊草也今圃人或作畦種故貨殖傳云卮茜千石亦比千乘之家言地利之厚也

地〔圖經曰〕生喬山山谷今近處皆有之

時〔生〕春生苗〔採〕二月三月八月取根

主	臭	氣	性	味	色	用	收
吐血瀉	朽	氣薄味厚陰中微陽	寒洩	苦	紫赤	根麄壯者爲好	暴乾

反 畏鼠姑

製 〔雷公云〕凡使去蘆銅刀於槐砧上剉碎炒用勿犯鐵并鉛

治療 〔藥性論云〕治六極傷心肺吐血瀉血〔日華子云〕止鼻洪帶下產後血暈乳結月經不止腸風痔瘻瘡癬排膿及泄精尿血撲損瘀血〔陳藏器云〕除蠱毒〔別錄云〕除心癥心煩心中熱

合治 合蘘荷葉根各三兩切以水四升煮取二升去滓適寒溫頓服治中蠱毒或吐下血如爛肝〇合酒煎服亦殺蠱毒

贋 取赤柳草根為偽誤服令人患內障眼速服甘草水解之

草之草

飛廉

飛廉 _{無毒}

植生

飛廉 出神農本經 主骨節熱脛重酸疼久服令人身輕 以上朱字神農本經 頭眩頂重皮間邪風如

蜂螫針刺魚子細起熱瘡癭疽痔濕痹止
風邪欬嗽下乳汁益氣明目不老_{以上黑}字名醫
所錄

名 天薺 飛輕 伏豬
木禾 飛雉 伏兔

苗 [蜀本圖經云] 葉似苦芺莖似軟羽葉
多刻缺花紫色子白有毛 [唐本注云]
一種生山崗上者葉頗相似而無疏
缺且多毛莖亦無羽根直下更無傍
枝生則肉白皮黑中有黑脉乾則黑
如玄參用莖葉及根與圖經所云者
俱有
驗也

地	圖經曰 河內川澤今處處有之
時 生 採	春生苗 正月取根七月八月取花
收	陰乾
用	葉莖花根
質	類漏蘆
色	黑
味	苦
性	平洩

氣	味厚於氣陰中之陽
臭	腥
主	疿蝕殺蟲
助	得烏頭良
反	惡麻黃
製	雷公云去麁皮了杵用苦酒拌之一夜至明漉出日乾細杵用
治	療藥性論云主留血
倉	爲散合漿水下之治小兒疿痢

子味五州越

贋
赤脂蔓爲僞

草之走

五味子 毒無

蔓生

虢州五味子

秦州五味子

五味子 本經 出神農

主益氣欬逆上氣勞傷羸瘦補不足強陰益男子精 以上朱字 神農本經 養五

臟除熱生陰中肌 以上黑字 名醫所錄

名

會及 玄及 㯱 莖藸

苗 圖經曰

春初生苗引赤蔓於高木長六七尺葉尖圓似杏葉三四月開黃白花類小蓮花七月成實如豌豆許生青熟紅紫爾雅云㯱莖藸即五味也蔓生子叢端疏云今有數種大抵相近而以味甘者為佳一說小顆皮皺泡者有白色鹽霜一重其味酸鹹苦辛甘味全者真也

地		時	收	用	質	色	味
圖經曰生齊山山谷及代郡今河東陝西州郡秦州虢州杭越間亦有唐本注云蒲州藍田山中河中府陶隱居云青州冀州道地高麗建平者佳		生春初生苗 採八月取	陰乾	子滋潤而大者佳	類落葵子	赤	酸

性 溫收

氣 味厚氣輕陰中微陽

臭 香

主 咳嗽生津

行 手太陰經足少陰經

助 蓯蓉爲之使

反 惡荑蕪勝烏頭

製 〔雷公云〕凡用以銅刀劈作兩片用蜜浸蒸從巳至申却以漿水浸一宿焙

乾用或去
梗敲碎用

治
療藥性論云

熱氣病人虛而有氣兼嗽加用之

日華子云明目暖水臟除風下氣

消食霍亂轉筋瘧癖奔豚冷氣消

水腫反胃心腹氣脹止渴除煩熱

補
補藥性論云諸虛勞令人體悅澤日

華子云壯筋骨孫真人云五月常

服益肺金之氣在上則滋源在下

則補腎

倉
合黃芪人參麥門冬少加黃檗療季

夏之時困乏無力無氣以動服之使

人精神頓加兩足筋力涌

出○合人參麥門冬生脈

能治中下氣止嘔逆除

旋　花

解 酒毒

草之草

旋花 無毒

蔓生

施州旋花

旋花主益氣去面皯黑色媚好其根味辛
主腹中寒熱邪氣利小便久服不饑輕身

神農
本經

名　筋根花　金沸　美草

苗　図經曰　苗作叢蔓葉似山藥而狹長
花紅白夏秋間遍生田野所謂旋葍
是也根無毛節蒸煮堪啖甚甘美其
根似筋故名筋根根主續筋故南人
皆呼爲續筋根下品有旋覆花與此
殊別人疑其相近殊無謂也黔南出
一種旋花麤莖大葉無
花不作蔓恐別是一物

地　図經曰　生豫州平澤今處處皆有之

時　生　夏秋生苗
　　採　二月八月取根五月取花

收　根日乾花陰乾

用　花根

色	花紅白根土黃
味	甘辛
性	溫散
氣	氣之厚者陽中之陰
臭	香
主	續筋骨
製	根洗去蘆土
治	〔療〕陶隱居云根煑服之除腹中冷痛 〔陳藏器云〕根食之不飢及續筋骨

合金瘡同苗擣汁
主丹毒小兒熱毒
杜若爲僞

鴈

草之草

蘭草　無毒

叢生

蘭草

蘭草 本經

出神農 主利水道殺盡毒辟不祥久

服益氣輕身不老通神明 以上朱字神農本經 除胸

中痰癖 名醫所錄 以上黑字

名 水香 鶯尾香 香水蘭

苗 [衍義曰] 葉如麥門冬而闊且韌長及
一二尺四時常青花黃中間瓣上有
細紫點其春芳者為春蘭色深秋芳
者為秋蘭色淡秋蘭稍難得二蘭移
植小檻中置座右花開時滿室盡香
與他花香又別唐白樂天有種蘭不
種艾之詩正
謂此蘭矣

氣	性	味	色	用	收	時	地
						採 四月五月取	圖經曰
氣之薄者陽中之陰	平散	辛	青	葉花	陰乾	生 春生苗	生大吳池澤今江陵鼎澧州山谷陰濕地之間亦有

臭 香

主 痰癖惡氣

治

療 唐本注云 煮水浴療風 陳
藏器云
主惡氣香澤可作膏塗髮

草之走

恐冬 無
毒

蔓生

忍冬

| 忍冬 |

忍冬主寒熱身腫久服輕身長年益壽 名醫

所錄

名 左纏藤　金銀花　鷺鷥藤
　老翁鬚　金釵股

苗 唐本注云 藤生繞覆草木上苗莖紫
　赤色宿蔓有薄白皮膜其嫩莖有毛

二三五

葉似胡豆亦上下有毛花白藥紫〔別

錄云〕此藤凌冬不凋故名恐冬草其

藤左繞附樹延蔓或在園圃之上藤

方而紫葉似薜荔而青三月開花五

出微香蔕帶紅色花初開則色白經

一二日則色黃故名金銀花本經不

載治諸惡瘡而近代名醫用之

多效其功猶勝於紅內消也

地	特	收	用
〔陶隱居云〕處處有之	〔生〕三月開花 〔採〕十二月取莖葉	陰乾	莖葉花

色	味	性	氣	臭	主	製	治
青	甘	溫緩	氣厚於味陽中之陰	香	一切癰疽五發瘡瘍	細剉	[療][藥性論云]消腹脹滿止氣下澼[陳藏器云]主熱毒血痢水痢[別錄云]

莖葉煮濃汁服治飛屍者遊走皮

膚穿臟腑每發刺痛變作無常遁

屍者附骨入肉攻鑿血脉每發不

可得近見屍喪聞哀哭便作風屍

者淫躍四肢不知痛之所在每發

風昏恍得風雪便作沉屍者纏骨

結臟衝心脇每發絞切遇寒冷便

作屍注者舉身沉重精神錯雜常

覺昏廢每節氣至則輒致大惡

浸酒治癰疽發背初發時便當服此

不問疽發何處發眉發顧或頭或頂

或背或腰或脇或婦人乳癰或在手

足皆有奇效○煮汁釀酒補虛療風

草之草

蛇床子 無毒

叢生

南京蛇床子

蛇床子 本經

出神農 主婦人陰中腫痛男子陰

痿濕癢除痹氣利關節癲癇惡瘡久服輕

身

神農本經

以上朱字　温中下氣令婦人子臟熱男子陰强好顏色令人有子

以上黑字

名

蛇粟　虵牀　思益　繩毒　蛇米　馬牀　墻蘼　棗棘　盰暗

名醫所錄

苗

圖經曰　三月生苗高一二尺葉青碎似芎藭作叢似蒿枝每枝上有花頭百餘結同一窠似馬芹類四五月開白花又似繖狀子黃褐色如黍米至輕虛

地

圖經曰　生臨淄川谷及田野濕地今處處有之　道地　揚州襄州南京

時

生　三月生苗

採　五月取實

臭	氣	性	味	色	質	用	收
臭	氣厚於味陽中之陰	平散	苦辛甘	黃褐	類蔣蕪而細	子	陰乾

主 除風益陽

反 惡牡丹巴豆貝母

製 〔雷公云〕須用濃藍汁并百部草根自然汁二味同浸三伏時日乾再以生地黄汁拌蒸從午至亥日乾用又微炒殺毒卽不辣

治

〔療藥性論云〕風瘙痛男子腰疼浴男女陰去風冷大益陽事及大風身痒煎湯浴之瘻療齒痛及小兒驚癇〔日華子云〕除暴冷撲損瘀血腰胯疼陰汗濕癬四肢頑痹赤白帶下縮小便

〔補日華子云〕煖丈夫陽氣助女人陰氣

合豬脂治小兒癬瘡

倉

草之草

地膚子　無毒　　叢生

子膚地州密

蜀州地膚子

地膚子 出神農

本經 主膀胱熱利小便補中益

精氣久服耳目聰明輕身耐老

以上朱字

神農本經

去皮膚中熱氣散惡瘡疝瘕強陰使人潤

澤 名醫所錄

以上黑字

名
地葵　涎衣草　益明
地麥　鴨舌草　落蒂

苗
圖經曰　地膚子星之精也初生薄地
高四五尺根形如蒿莖赤葉青大似
荆芥三月開黃白花子青色或曰其
苗即獨蒂也窑州一種根作叢生每
窠有二三十莖莖有赤有黃七月開
黃花其實地膚也至八月而蘸幹成
可採正與此地獨蒂相類按陶隱居
謂莖苗可為掃箒蘇恭云苗極弱不
能勝舉二說不同蓋地土所
宜而有肥瘠強弱之異爾

地
圖經曰　生荆州平澤及田野今關中
近地皆有之　道地　窑州蜀州

時
採　四月五月取葉八月十月取實
生　二月生苗

收	陰乾
用	子
質	類一眠起蠶沙
色	黃褐
味	苦
性	寒泄
氣	氣薄味厚陰也
臭	腥

主 益精補氣明目強陰

治 [療]藥性論云治陰卵癀疾作湯沐浴

去熱風[日華子云]治客熱丹毒[圖]

[經日]葉療大腸洩瀉止赤白痢和

氣澀腸胃解惡瘡毒[唐本注云]莖

葉擣汁洗目去

熱暗雀盲澀痛

禽 有時發動

入痰腰痛

氣益力○爲末酒調方寸七治積年

合陽起石同服治丈夫陰痿不起補

草之走

千歲虆 無毒 蔓生

卷乙草部 三三

兗州千歲虆

千歲虆汁主補五臟益氣續筋骨長肌肉
去諸痺久服輕身不饑耐老通神明 名醫
所錄

名

虆蕪 常春藤 苣瓜

圖經曰 藤生似葛蔓延木上葉如葡
萄下白而小四月摘其莖有白汁而

甘五月開花七月結實八月熟時青

黑微赤可食冬則葉凋此藤大者盤

薄故云千歲虆卽詩

所謂葛虆者是也

地圖經曰	生泰山川谷今處處有之
時生	春生葉
採	夏秋取莖
收	磁罐收貯
用	莖中汁
質	類葛藤
色	白

味 甘

性 平緩

氣 氣厚於味陽中之陰

臭 朽

主 補五臟益氣

製 擣取汁

治 [療][日華子云]止渴悅色[唐本注云]主
噦逆及傷寒後噦逆更良[陳藏器
云]藤水浸吹取氣汁
滴目中去熱瞖赤障

天景

贋
蒭蓂藤爲僞

草之草

景天 無毒

叢生

景天

出神農本經

本經

主大熱火瘡身熱煩邪惡氣

○花主女人漏下赤白輕身明目 字神農

以上朱

神不老 以上黑字

名醫所錄

名

戒火　火母　救火　據火　慎火

神不老

本經

諸蠱毒痂疕寒熱風痹諸不足久服通

苗

圖經曰

其上莖極脆弱夏中開紅紫碎花秋

春生苗葉似馬齒而大作層

後枯萎亦有宿根者人家多種於中

庭或以盆盛植於屋上云以辟火謂

之慎火

火草

本草品彙精要		卷九 草部

地 圖經曰生泰山山谷今南北皆有之

特 生 春生苗

採 四月四日七月七日取花苗葉

收 陰乾

用 花苗葉

質 類馬齒莧作層而葉大

色 花紅紫苗葉青

味 苦酸

性 平洩

氣　味厚於氣陰中之陽

臭　朽

主　火瘡風瘲

治　[療圖經日]苗葉花治瘡毒及嬰孺風
　瘲在皮膚不出者[陶隱居云]葉療
　金瘡止血洗浴小兒去煩熱驚氣
　[藥性論云]除風瘲惡痒小兒丹毒
　及發熱驚疾○花能明目[日華子
　云]葉治心煩熱狂赤眼頭痛寒熱
　遊風丹腫女人帶下[衍義日]根研
　汁塗火心瘡[別錄云]莖葉生擣傅
　小兒赤遊行於體上下至心即死者

苗葉五兩合鹽三兩同研絞汁以手
摩塗一切熱毒丹瘡○陰乾苗葉一
斤合酒五升煮取汁温
分四服治産後陰下脫

草之草

茵蔯蒿　無毒　　植生

絳州茵蔯蒿

江寧府茵蔯

茵蔯蒿　本經

出神農　主風濕寒熱邪氣熱結黃

疸久服輕身益氣耐老　神農本經

以上朱字通身發

黃小便不利除頭熱去伏瘕面白悅長年

白兔食之仙　以上黑字

名醫所錄

名 山茵蔯

苗

圖經曰春初生苗高五七寸似蓬蒿
而葉緊細無花實秋後葉枯莖幹經
冬不死至春仍因舊苗而生新葉故
名茵蔯蒿今謂之山茵蔯也江寧府
一種葉大根麤黃白色至夏有花實
階州一種葉似青蒿而背白
本土皆通入藥用之惟京下
北地用爲山茵蔯者最佳也

地

圖經曰生泰山丘陵坡岸及階州和
州江南北地皆有之 道地江寧府絳
州

特

生春初生苗
採五月七月立秋取

臭	氣	性	味	色	質	用	收
香	氣薄味厚陰中微陽	平微寒洩	苦	青	類蓬蒿而葉緊細	莖葉	陰乾

主 黄疸濕熱

行 足太陽經

製 [雷公云] 用葉八角者細剉勿犯火

治 [療圖經曰] 除腦痛解傷寒發汗行肢
節滯氣化痰利膈及勞倦最要亦
解肌下膈去腦中煩 [藥性論云] 療
眼目通身黄小便赤 [日華子云] 療
天行時疾熱狂頭痛旋風眼疼、
瘰癧女人藏瘕并閃損之絕 [陳藏]
器云 通關節去滯熱傷寒 [孫真人]
[云] 煮汁洗療遍身風癢生瘡疥
[合] 山梔子秦艽升麻治傷寒後發汗
不徹有留熱身面皆黄多熱期年不

二四九

愈者〇合梔子大黃除濕熱合梔子

栢皮除燥熱俱治陽黃〇合附子治

陰黃

草之草

杜若　無毒　　叢生

杜若

杜若　出神農主胸脇下逆氣溫中風入腦

本經

戶頭腫痛多涕淚出久服益精明目輕身

神農本經

以上朱字

人不忘　眩倒目眩眩止痛除口臭氣令

以上黑字

名醫所錄

名
杜蘅　杜蓮　白蓮　白芩　若芝

苗
圖經曰　葉似薑花赤色根似高良薑

而小其子如荳蔲按此草一名杜蘅

而中品自有杜蘅條杜蘅爾雅所謂

土鹵者也杜若廣雅所謂楚衡者也

其類自別然古人多相雜引用九歌

云采芳洲兮杜若又離騷云雜杜蘅

味	色	質	用	收	時	地
					採 生	圖
辛	青白	類高良薑而細	根	暴乾	二春月生八苗月取根	經日生武陵川澤及寃句〔陶隱居〕云今處處有之

云香草也今醫家亦稀用之

與芳茞王逸輩皆不分別但

性 微溫散

氣 氣之厚者陽也

臭 香

主 頭痛淚出

助 得辛荑細辛良

反 惡柴胡前胡

製 [雷公云]凡修事採得後刀刮上黃赤
皮了細剉用二三重絹作袋盛陰乾
臨使以蜜浸一
夜至明漉出用

鴈

鴨喋草蔦蒿

草之草

沙參無毒

叢生

淄州沙參

隨州沙參

歸州沙參

沙參　本經

出神農　主血積驚氣除寒熱補中益

肺氣久服利人

以上朱字

神農本經　療胃痹心腹痛

結熱邪氣頭痛皮間邪熱安五臟補中

以上

黑字名醫所錄

名

白參　文希　識美

知母　苦心　志取　虎鬚

苗圖經曰

苗長一二尺叢生崖壁間葉

似枸杞而有义了七月開紫花根如

葵根筋許大赤黃色中正白實者佳

南土生者葉有細有大花白瓣上仍

有白黏膠此為小異也

地　圖經曰　生河內川谷及寃句般陽續
　　山今出齊路州而江淮荊湖州郡或
　　有之　道地　淄州
　　歸州隨州華州

時　生春生苗
　　採二月八月取根

收　暴乾

用　根堅實者為好

質　類桔梗而微黃

色　黃

味　苦

性	微寒洩
氣	氣薄味厚陰也
臭	朽
主	清肺熱除驚氣
反	藜蘆惡防已
治	(療)藥性論云 去皮肌浮風疝氣下墜 及常欲眠養肝氣宣五臟風氣(日) 華子云 止驚煩并一切惡瘡 華子云疥癬及身痒排膿消腫毒 (補)(日)華子云補 虛益心肺

合酒調服方寸匕治卒得諸疝小腹

及陰中相引痛如絞自汗出欲死者

草之走

白兔藿 無毒

蔓生

白兔藿

白兔藿　本經

出神農　主蛇虺蜂蠆猘狗菜肉蠱

毒鬼疰　神農本經　風疰諸大毒不可入口

者皆消除之又去血可末着痛上立消毒

入腹者煮飲之卽解　名醫所錄

以上朱字神農本經

以上黑字名醫所錄

名

白葛

苗　唐本注云　苗似蘿摩葉圓厚若薯蕷

俱有白毛與衆草異蔓生山南俗謂

之白葛

地

圖經曰　生交州及荆襄山谷汝州南

崗

氣	性	味	色	質	用	收	時
							採生
氣薄味厚陰中之陽	平緩	苦	白	類蘿摩葉圓厚有毛	苗葉	日乾	五月六月取苗 春生苗

主 風邪熱極

治療 藥性論云 傅諸毒

解 諸毒

草之草

徐長卿 無毒 叢生

徐長卿　本經

出神農　主鬼物百精蠱毒疫疾邪

惡氣溫瘧久服強悍輕身　以上朱字　神農本經　益氣

延年　名醫所錄　以上黑字

名　別仙蹤

苗　圖經曰　三月生青苗葉似小桑亦有似柳葉兩兩相當而有光潤七八月著子似蘿摩而小九月苗黃十月而枯根黃色似細辛微麤長而有臊氣本經又名鬼督其鬼督郵別自有條今俗以此代之非也

地　圖經曰　生泰山岩谷及隴西今淄齊淮泗間亦有之

氣	性	味	色	質	用	收	時
							〔生〕三月生苗
							〔採〕三月四月八月取根
						日乾	
				根			
			黃				
				類細辛而麤長			
		辛					
	溫散						
氣之厚者陽也							

臭　臊

主　蠱毒瘧疾

製　[雷公云]麤杵拌少蜜令遍用甆器盛蒸三伏時日乾用

草之草

石龍芻　無毒

叢生

石龍芻

石龍芻　出神農本經　主心腹邪氣小便不利淋

閉風濕鬼疰惡毒久服補虛羸輕身耳目

聰明延年　神農本經　補內虛不足痞滿身

無潤澤出汗除莖中熱痛殺鬼疰惡毒氣

以上朱字

用	收	時	地		苗	名	
		〔採〕 〔生〕	〔圖經日〕 〔處〕		〔陶隱居云〕	〔名〕	名醫所錄
莖九節多味者爲好	暴乾	五月 春生苗	生梁州山谷濕地及汾州今	多節爾 〔蜀本圖經云〕 莖如綖叢生	道水石處似東陽龍鬚以作席者但	龍鬚 龍珠 懸莞 草毒	以上黑字
		七月		俗名龍鬚草令人以爲席者是也	莖青細相連實赤令出近	龍華 草續斷 方賓	
		八月九月取根	處有之				
		取莖					

質	色	味	性	氣	臭	主	治
類麻黃多節而麤長	青	苦	微寒微溫	氣薄味厚陰中之陽	香	利水除熱	(療)(唐本注云)殺蚘蟲及能消食(陳藏)(器云)止淋及小便卒不通

草之草

薇銜　無毒

叢生

薇銜
本經

出神農
本經 主風濕痹歴節痛驚癎吐舌

悸氣賊風鼠瘻癰腫 以上朱字 神農本經 暴癥逐水

以上黑字名醫所錄

名

廉薑　承膏　吳風草　無顚

無心　承肌　鹿銜草

苗

蜀本圖經云葉似芫蔚叢生有毛黃

花根赤黑〔唐本注云〕此草似白頭翁

其葉有毛莖赤南人謂之吳風草一

名鹿銜草言鹿有疾銜之即瘥又有

大小二種楚人謂大者爲大吳風草

吳風草小者爲小吳風草也

地

〔圖經曰〕生漢中川澤及寃句邯鄲

時

生　春生苗

採　七月取莖葉

收

陰乾

用	莖葉
質	類菀蔚
色	葉青莖赤
味	苦
性	平微寒洩
氣	氣薄味厚陰中之陽
主	除風濕消癰腫
助	得秦皮良

治療 唐本注云 祛賊風

以五分合澤瀉朮各十分以三指撮

倉 為後飯治酒風身熱解墮汗出如浴

惡風

少氣

禁 婦人服之絕產無子

草之草

雲實 無毒 叢生

�州雲實

雲實本經 出神農

主洩痢腸澼殺蟲蠱毒去邪

惡結氣止痛除寒熱○花主見鬼精物多

食令人狂走久服輕身通神明益壽以上

朱字

神農本經 實消渴○花殺精物下水燒之致鬼

以上黑字
名醫所錄

【名】貞實　雲英　天豆　馬豆　羊石子草　臭草　草雲母

【苗】〔圖經曰〕苗高五六尺葉如槐而狹長枝上有刺花黃白色作莢實若麻子大黃黑色俗名馬豆本經云十月採用今當三月四月採苗五月六月採實恐過時則枯落也〔唐本注云〕叢生澤傍葉如首蓿枝間微刺其實大如黍黃黑色似豆故名天豆

【地】〔圖經曰〕生河間川谷蜀〔本圖經云〕今所在平澤中皆有之〔道地〕瀛州

【時】〔生〕春生苗〔採〕三月四月取苗五月六月取實

收	用	質	色	味	性	氣	臭
暴乾	子花	類黍米	子黃黑花黃白	辛苦	溫散泄	氣厚味薄陽中之陰	朽

[主] 消渴洩痢

[製] [雷公云] 凡使採得後麤擣相對拌渾

顆櫟實蒸一日後出用

[治] [療圖經曰] 治瘧

草之草

王不留行　無毒　植生

江寧府王不畱行

王不畱行 出神農
本經

主金瘡止血逐痛出刺

以上朱
字神農

除風痺内寒久服輕身耐老增壽

經

本 止心煩鼻衄癰疽惡瘡瘻乳婦人難産

以上黑字

名醫所録

收	時	地					苗	名
曬乾	採二月八月取苗莖五月取實 生春生苗	今近處皆有之 道地 成德軍江寧府 圖經曰 生泰山山谷及江浙河中府	圓黑如黍粟 殼似酸漿實	草河北一種葉圓花紅與此小別 蜀 本圖經云 葉似菘藍等花紅白色子	如松子狀又似豬藍花俗謂之剪金 槐葉者四月開花黃紫色隨莖而生	黃色如蓄根葉尖如小匙頭亦有似	圖經曰 苗莖俱青高七八寸已來根	禁宮花 剪金花 剪金草

用	質	色	味	性	氣	臭	主
實	類酸漿實而圓黑	黑	苦甘	平泄	氣之薄者陽中之陰	朽	金瘡瘻乳

[製]　[雷公云]凡採得拌濕蒸從巳至未出
　　　　却下漿水浸一宿至明出焙乾用之

[治療]　[圖經曰]除諸風瘙[藥性論云]去風
　　　毒通血脉[日華子云]治發背遊風
　　　風瘙婦人經血不匀及難產[別錄
　　　云]竹木刺在肉中不出疼痛水調
　　　傅卽出

草之草

鬼督郵　無毒　叢生

鬼督郵

鬼督郵主鬼疰卒忤中惡心腹邪氣百精

毒溫瘧疫疾強腰脚益膂力 名醫所錄

名

　獨搖草

苗 唐本注云 苗惟一莖葉生莖端若繖

繖音傘根如牛膝而細黑今人以徐長卿

本草品彙精要 卷之九 草部 五六

代之非也〔蜀本云〕徐長卿赤箭之類
亦名鬼督郵但主治不同宜審用也
又圖經云莖似細箭笴高二尺已下
葉生莖端狀纖蓋根橫而不生鬚花
生葉心
黃白色

〔地〕〔唐本注云〕所在有之

〔時〕〔生〕春初生苗　〔採〕二月八月取根

〔收〕曬乾

〔用〕根

〔質〕類牛膝而細黑

色 黑

味 辛苦

性 平洩散

氣 氣之薄者陽中之陰

製 [雷公云] 細剉擣用生甘草水煮一伏
時漉出用

草之走

白花藤 無毒 蔓生

白花藤

白花藤主虛勞風熱酒漬服之　名醫所錄

【苗】〔唐本注云〕蔓生苗似野葛葉有細毛花白色根似牡丹骨柔皮白而厚凌冬不凋〔雷公云〕菜花藤真似白花藤只是味不同菜花藤味酸澀不堪用白花藤味甘爲異也

氣	性	味	色	用	收	時	地
氣薄味厚陰也	寒洩	苦甘	白	莖	陰乾	採無時 生春生新葉	圖經曰生嶺南交州廣州平澤

臭 香

主 退虛熱

製 [雷公云] 去根細剉陰乾用之

解 諸藥菜肉中毒

贋 菜花藤爲偽

草之走

地不容 無毒

蔓生

戎州地不容

地不容主煩熱辟瘴癘利喉閉及痰毒 醫名

所錄

名 解毒子

苗 圖經曰 蔓生葉青如杏葉而大厚硬凌冬不凋無花實根黃白色外皮微

味	色	質	用	收	時	地	
					採 生	圖經曰	
苦	黃白	類藥實而圓大	根	日乾	無 春 時 生 新 葉	生山西谷戎州	麤褐累累相連 如藥實而圓大

性　大寒洩

氣　氣薄味厚陰也

主　辟瘴氣

冶　療　圖經曰治咽喉閉塞

解　蠱毒

罰軍待味辛溫無毒主肢節風痛筋脉不

遂折傷瘀血五緩攣痛生劍州山谷其葉

似楠木而細長採無時

獨用將軍味辛無毒主治毒腫妳癰解毒

破惡血生林野採無時節節穿葉心生苗

其葉似楠根並採用

山胡椒味辛大熱無毒主心腹痛中冷破

滯所在有之似胡椒顆粒大如黑豆其色

黑俗用有効

燈籠草味苦大寒無毒主上氣咳嗽風熱

明月所在有之八月採枝葬高三四尺有

花紅色狀若燈籠內有子紅色可愛根莖
花實並入藥使

一十種陳藏器餘

人肝藤主解諸毒藥腫遊風腳手軟痺並
研服之亦煑服之亦傅病上生嶺南葉三
椏花紫色一名承露仙又有伏雞子亦名
承露仙葉圓與此名同物異

別錄云廣志云生嶺南山石間引蔓而
生主蟲毒及手腳不遂等風生

研服○療中蠱毒人肝藤以清
水磨一彈九飲之不過三兩服

越王餘算味鹹平無毒主下水破結氣生

南海水中如竹算子長尺許異苑曰晉安

有越王餘算葉白者似骨黑者似角云是

越王行海作籌有餘棄於水中而生

海藥云

謹按異苑記云昔晉安越王因

渡南海將黑角白骨算籌所餘

棄水中故生此遂名算味鹹溫

主水腫浮氣結聚宿滯不消腹

中虛鳴並宜煮服之

石蓴味甘平無毒下水利小便生南海中

水石上南越志云似紫菜色青臨海異物

志曰附石生也

海藥云主風秘不通五膈氣并小便不
利臍下結氣宜煮汁飲之胡人
多用治
耳疾

海根味苦小溫無毒主霍亂中惡心腹痛

鬼氣注忤飛尸喉痹蠱毒癰疽惡腫赤白

遊疹蛇咬犬毒酒及水磨服傅之亦佳生

會稽海畔山谷莖赤葉似馬蓼根似菝葜

而小也海人極用之

海藥云　胡人採得蒸而

用之餘並用

之

寡婦薦主小兒吐痢霍亂取二七莖煑飲

自縊死繩主卒發顛狂燒爲末服三指撮

三年陳蒲煑服之亦佳

刺蜜味甘無毒主骨熱痰嗽痢暴下血開

胃止渴除煩生交河沙中草頭有刺上有

毛毛中生蜜一名草蜜胡人呌爲給教羅

骨路支味辛平無毒主上氣浮腫水氣嘔

逆婦人崩中餘血癥瘕殺三蟲生崑崙國

苗似凌霄藤根如青木香安南亦有一名

飛滕

長松味甘溫無毒主風血冷氣宿疾溫中

去風草似松葉上有脂山人服之生關內

山谷中

合子草有小毒子及葉主蠱毒螫咬搗傅

瘡上蔓生岸傍葉尖花白子中有兩片如

合子

本草品彙精要卷之九

本草品彙精要卷之十

草部中品之上

二十六種神農本經

一種名醫別錄

二種宋本先附

三種今分條

一十二種陳藏器餘

已上總四十四種

本草品彙精要 卷十 目錄

三〇一

内二種今定

二種今增圖

	秦艽 音膠	蠡音禮實 馬蘭子也 花葉附	通草 今定并分條	當歸	栝樓 附 莖葉	菜以秘切耳實 菷耳也 菷耳葉附	
	百合 紅百合附	瞿音劬麥 附 音葉	芍藥	麻黄	栝樓實 原附栝樓下今分條	葛根 汁葉 花附	
	知母	玄參	赤芍藥 原附芍藥下今分條并增圖	木通 今定子名 鶯覆子附	苦參	葛粉 宋附	

優殿　土落草　猯菜

必以勒　似勒　胡面莽　海蘊

草部中品之上

草之草

菜耳實 有小毒

叢生

滁州菜耳實

私以耳實出神農

菜切　本經　主風頭寒痛風濕周

痺四肢拘攣痛惡肉死肌久服益氣耳目

聰明強志輕身神農本經　膝痛溪毒黑字

以上朱字

名醫所錄

名

胡菜　地葵　常思　薔耳　苓耳

卷耳　常菜　爵耳　葹　羊負來

白葫荽　耳璫草

道人頭

圖經曰　陸機疏云葉青白似胡荽白

苗　華細莖叢生可煑爲茹滑而少味四

月中生子正如婦人耳璫今或謂之

耳璫草鄭康成謂是白胡荽幽州人

呼爵耳郭璞云葉似鼠耳叢生如盤
今之所有皆類此但不作蔓生耳詩
人謂之卷耳爾雅謂之蒼耳廣雅謂
之菜皆以實得名也或曰此物本
生蜀中其實多刺因羊過之毛中粘
綴遂至中國收者名羊負來俗呼為
道人頭也

用	收	時	地
實葉	日乾	【生】二月三月【採】五月五日午時取葉七月取實	【圖經曰】出安陸川谷及江東幽州蜀中六安田野處處有之【道地】滁州

製	主	臭	氣	性	味	色	質
〔雷公云〕凡採得去心取黃精切拌之同蒸從巳至亥去黃精取出陰乾用	頭風濕痹	朽	氣厚味薄陽中之陰	温緩〔葉〕微寒泄	苦甘〔葉〕苦辛	黃褐〔葉〕青白	類棗核而多刺〔葉〕如鼠耳

今炒香
搗去刺

治
療藥性論云除肝家熱明目日華子

云除一切風氣及瘰癧瘡痒

孟詵云中風傷寒頭痛陳藏器云

葉接安舌下令涎出去目黃好睡

補日華子云塡

髓暖腰脚

倉
補益○燒灰和臘月豬脂封疔腫出

子炒香搗去刺使腹破合酒浸去風

根○生搗根葉合小兒尿絞汁冷服

一升治疔瘡困重○花葉子等分搗

羅爲末合豆淋酒調服二錢七療婦

忌
人風瘙癮瘮身痒不止

豬肉米泔

草之走

葛根 無毒 附
汁 葉 花

蔓生

海州葛根

成州葛根

葛根 出神農
本經

主消渴身大熱嘔吐諸痺起
陰氣解諸毒○葛穀主下痢十歲巳上以
朱字神農
本經療傷寒中風頭痛解肌發表出汗
開腠理療金瘡止痛脅風痛○生根汁大

寒療消渴傷寒壯熱○葉主金瘡止血○

花主消酒

名醫所錄

【名】

雞齊根　鹿藿　黃斤　葛脰

【苗】

【圖經曰】春生苗引藤蔓長一二丈紫
色葉頗似楸葉而青七月著花似豌
豆花不結實根形如手臂紫黑色以
入土深者為佳【唐本注云】葛穀卽是
實爾葛雖除毒其根入土五六寸已
上者名葛脰　　脛服之令人吐以其
有微毒也

【地】

【圖經曰】生汶山川谷及成州海州今
處處有之【道地】江浙南康盧陵

四

三二〇

時	收	用	質	色	味	性	氣
生春生苗 採五月五日午時取根	曝乾	根葉花穀汁	形如手臂而長	皮紫黑肉白	甘	平緩	氣味俱輕陽中之陰

臭	香
主	止煩渴解肌熱
行	足陽明經手陽明經
製	刮去皮或搗汁用
冶	藥性論云治天行上氣嘔逆開胃 下食止煩渴熬屑治金瘡日華子 云去胸膈熱心煩悶熱狂止血痢 通小腸排膿破血傅蛇蟲嚙醫衍義 曰除中熱酒渴湯液本草云益陽 生津圖經曰生根汁除臀腰痛及 金剑中風痙欲死者灌之痙○葉 主金刃瘡及山行傷刺血出不止

葛粉_無^毒 蔓生

草之走

解 菜中毒
野葛巴豆百藥毒酒毒晉箭毒食諸

合治 噢熱物發動者
治熱毒下血或因
汁合豉治時氣頭痛壯熱○合藕汁
合黄芩黄連治大熱解肌開膝理○
主喉痺
○葛燒灰

陶隱居云 生根汁解溫病發熱亦
療瘡及瘡唐本注云 汁主猘狗齧

葛粉主壓丹石去煩熱利大小便止渴小

兒熱痞以葛根浸搗汁飲之良
名醫所錄

苗 〔圖經曰〕葛粉卽葛根之所作也今人
多食之甚益人 〔衍義曰〕葛根澧鼎之
間冬月取生葛以水中搓出粉澄塊
梁先煎湯使沸後擘成塊下湯中良
久邑如膠其體甚韌彼人
以此供茶蓋取其甘美耳

地 〔圖經曰〕生汶山川谷今處處有之
道地 江浙尤多南康廬陵間最勝

時 〔生〕春生苗
〔採〕冬月取根

收 暴乾

用 粉

質	色	味	性	氣	臭	主	行
類豆粉而韌	白	甘	大寒	氣之薄者陽中之陰	香	煩熱止渴	足陽明經

製 以水中撮出成粉用

治 鴆毒氣欲絕者灌之良

療〔陳藏器云〕蠹小兒熱瘡〔別錄云〕中

靡飲治小兒壯熱嘔吐不住食驚癇〇合

合粟米療胃中煩熱或渴心燥〇合

〇合蜜攪少生薑尤佳

治中熱酒渴疾有効

治中熱酒渴疾有効

禁 多食行小便使人利

草之走

栝樓根　無毒　蔓生

均州栝樓　　衡州栝樓

栝樓根 出神農
本經

主消渴身熱煩滿大熱補
虛安中續絕傷 神農本經 除腸胃中痼熱
八疸身面黃脣乾口燥短氣通月水止小
便利○莖葉療中熱傷暑 名醫所錄

名 地樓 澤姑

苗 圖經曰 三四月生苗引藤蔓葉如甜
瓜葉作乂有細花七月開淺黃邑似
葫蘆花實在花下生其根惟歲久入
土深者爲佳鹵地生者有毒 陶隱居
云 藤生狀如土瓜而葉有乂根入
土六七尺而大二三圍者用之

地	時	收	用	質	色	味	性
圖經曰生弘農山谷及山陰地皆有之道地衢州及均州陝州者最佳	採生春生苗二月八月取	暴三十日成	根堅實者佳	類白藥	白	苦	寒泄

治	製	反	助	主	臭	氣
	刮去皮剉碎用	烏頭畏牛膝乾漆惡乾薑	枸杞爲之使	解熱生津散腫消毒	腥	氣薄味厚陰也

[療][圖經曰]止消渴[唐本注云]作粉退
虛熱[日華子云]通小腸排膿消腫
毒生肌長肉消撲損瘀血治熱在
時疾乳癰發背痔瘻瘡癤別錄云

搗塗折傷重布

裹之熱除痛止

〔會〕
為末合釀醋調塗治熱遊丹赤腫 ○

生根搗汁合蜜煖捐合服治小兒發

黃 ○ 水煮釀酒久服治耳聾

○ 燒灰合米飲服治乳無汁

草之走

栝樓實 毒無 蔓生

栝樓實主胸痹悅澤人面 名醫所錄

〔名〕
黃瓜 果蠃 天瓜
果蓏 果蓏

〔苗〕〔圖經曰〕三四月生苗引藤於垣墻籬
落及屋宇之上葉如甜瓜葉作叉有

細花七月開淺黃色似葫蘆花實在
花下大如拳有正而圓者有銳而長
者生青至秋後熟赤黃色功用皆同

[爾雅云] 果臝之草其實名栝樓郎詩

所謂果臝之實

亦施于宇是也

[圖經曰] 生弘農山谷及山陰地今所
在有之 [道地] 衢州及均州陝州者佳

地			
時	生	春生苗	
	採	十月取實	
收	陰乾		
用	仁		
質	類冬瓜仁而薔		

色	味	性	氣	臭	主	助	反
蒼黃	苦	寒泄	氣薄味厚陰也	焦	消結痰散癰毒	枸杞爲之使	烏頭畏牛膝乾漆惡乾薑

製 剝去殼及皮膜微炒

治

療 日華子云治面皯吐血腸風瀉血

　　赤白痢〔名醫別錄云〕頭疼發熱胸

　　膈痛徹背及心腹痞滿氣不得通

補 〔日華子云〕虛勞口乾潤心肺

合 合乾葛粉銀石器中炒熱調服療肺

　　燥熱渴大腸秘〇合半夏熬為丸

　　療痰嗽利胸膈〇合白酒療乳腫痛

　　〇合薤白白酒半夏療卒患胸痹痛

　　〇汁合蜜朴硝療時疾發黃心狂煩

　　熱悶不認人者〇合酒調服下乳汁

草之草

苦參 無毒　　植生

苦參 出神農本經

主心腹結氣癥瘕積聚黄疸

溺有餘瀝逐水除癰腫補中明目止淚以上

朱字神農本經 養肝膽氣安五臟定志益精利九

竅除伏熱腸澼止渴醒酒小便黄赤療惡

瘡下部䘌平胃氣令人嗜食輕身字名醫以上黑

所錄

名 水槐 地槐 菟槐 驕槐

虎麻 岑莖 陵郎 祿白

白莖 苦薏 薏音識

苗					地		時	收	用
圖經曰					圖經曰		採 生		

苗 圖經曰 春生苗高二三尺三四月開
黃白花七月作莢實如小豆子河北
生者無花子其根黃白色長五七寸
麄細並生三五莖其葉青碎極似槐
葉故曰水槐其味
甚苦謂之苦參也

地 圖經曰 出汝南山谷及田野間今近
道處處皆有之 道地 成德軍秦州郡
州

時 生 春生苗
採 三月八月十月取根實

收 暴乾

用 根實

質	色	味	性	氣	臭	主	助
根如桑根實如小豆	黃白	苦	寒泄	氣薄味厚陰也	腥	瘡瘻惡蟲	玄參爲之使

反
藜蘆惡貝母漏蘆茵絲子

製
〔雷公云〕凡使不計多少先須用糯米
濃泔汁浸一宿上有腥穢氣並在水
面上浮必須重重淘過卽蒸
從巳至申出曬乾細剉用

治
〔藥性論云〕去熱毒風皮肌煩燥生
瘡赤癩眉脘除大熱嗜睡反腹中
冷痛中惡腹痛體悶弁去心腹積
聚〔日華子云〕殺疳蟲
〔補唐本注云〕餌實如槐子
法久服輕身不老明目

倉
炒苦參帶煙出爲末合飯飮下療腸
風瀉血并熱痢○合酒漬飮療癩疾
若覺痹卽瘥

禁 久用揩齒傷腎使人腰痛

草之草

當歸 無毒

植生

文州當歸

滁州當歸

當歸 出神農本經 主欬逆上氣溫瘧寒熱洗音癣

在皮膚中婦人漏下絕子諸惡瘡瘍音羊金

瘡煑飲之 神農本經 溫中止痛除客血內

以上朱字

塞中風痓汗不出濕痹中惡客氣虛冷補

五臟生肌肉 以上黑字

名

乾歸　　名醫所錄

山蘄

苗

圖經曰春生苗綠葉有三辦七八月

開花似蒔蘿淺紫色根黑黃色然苗

有二種都類芎藭而葉有大小爲異

莖梗比芎藭甚甲下根亦有二種大葉

名馬尾當歸細葉名蠶頭當歸大抵

肉厚而不枯者爲勝廣雅云山蘄當

歸也似蘄而麁大說文云蘄草也生

山中者名薛又名山蘄然則當歸當

類也在平地者名薛生山

中而麁大者名當歸也

地

圖經曰生隴西川谷今陝西諸郡及

江寧府滁州皆有之　道地以川蜀及

三三五

性	味	色	質	用	收	時		
						採	生	
溫散	甘辛	黑黃	類前胡大而多尾	根多朝潤者爲好	陰乾	二月八月取根	春生苗	隴西四陽文州宕州當州冀州松州者最勝

氣 氣味俱輕陽也又云陽中微陰

臭 香

主 諸血瘡瘍

行 手少陰經足太陰經厥陰經

助 酒爲之使

反 畏菖蒲海藻牡蒙惡藺茹濕麵

製 去土酒洗焙用

治 [療][藥性論云] 止嘔逆虛勞寒熱破宿血女子崩中下血腸胃冷止痢腹

痛單煮汁飲治溫瘧主女人瀝血

腰痛并齒疼痛不可忍者患人虛

冷加而用之[日華子云]治一切風

一切血破惡血及癥癖[湯液本草

云]除血刺痛[東垣云]頭止血〇

身養血〇稍破血〇全活血

[補][藥性論云]補諸虛不足[日華子云]

補一切勞養新血

[治] 合人參黃芪能補血

合大黃牽牛能破血

草之草

麻黃 無毒 叢生

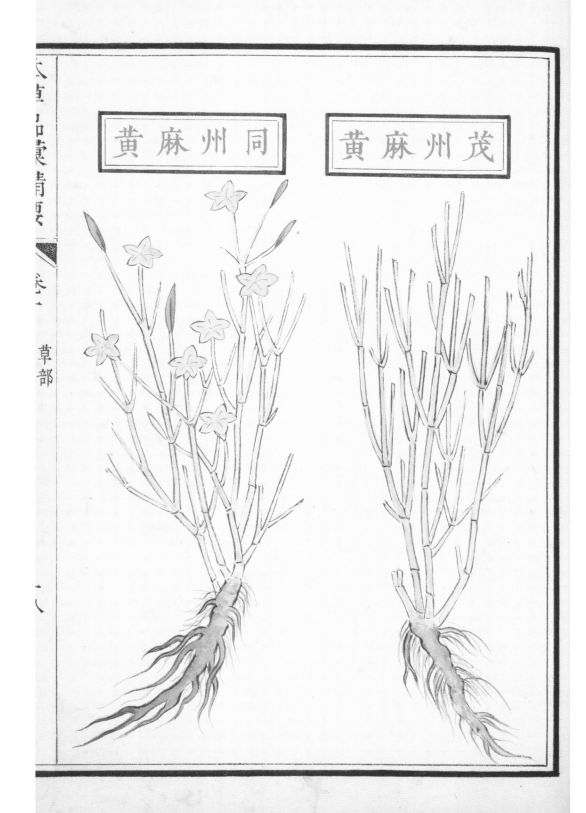

黄麻州同　　黄麻州茂

麻黃　本經

出神農

　主中風傷寒頭痛溫瘧發表

出汗去邪熱氣止欬逆上氣除寒熱破癥

堅積聚　神農本經

　　以上朱字

字乳餘疾止好唾通腠理疏傷寒頭疼解

肌洩邪惡氣消赤黑斑毒　名醫所錄

五臟邪氣緩急風脇痛

　　以上黑字

名

　龍沙　卑相　卑鹽

苗

圖經曰春生苗至夏五月則長及一

尺許稍上有黃花結實如百合辦而

小又似皂莢子味甘可噉皮紅仁黑

根紫赤邑俗云有雌雄二種雌者於

三四〇

三月四月開花六月結子雄者無花

而不結子[酉陽雜俎云]莖端開花花

小而黃簇生子

如覆盆子可食

[地][圖經曰]生晉地及河東今處處多有

之[唐本注云]開封府鄭州鹿臺及關

同州滎陽中牟者爲勝

中沙苑河傍沙洲上大多[道地]茂州

[時][生]春生苗

[採]立秋後取莖根

[收]陰乾

[用]莖根

[質]類小草而有節

色	味	性	氣	臭	主	行	助
青 根 黃 赤	苦	温 散	氣味俱輕陽也	朽	解表發汗	手陽明經少陰經太陰經足太陽經	厚朴白薇爲之使

反

惡辛夷石韋

製 [雷公云] 用夾刀剪去節幷頭槐砧上
用銅刀細剉煎三四十沸竹片掠去
上沫盡漉出攤乾用之若不盡令人
心悶 [圖經曰] 先散內用皆不必煮令

用發汗

但去節

治 [療]

[藥性論云] 莖散毒風瘡痹皮肉不
仁壯熱瘟疫 ◯ 根能止汗 [日華子
云] 通九竅調血脉開毛孔皮

膚逐風退熱禦山嵐瘴氣

綿裹酒煮服治傷寒表熱發疽冬用
酒春用水及產後腹痛血下不盡 ◯ 合
合桂枝芍藥杏仁甘草治傷寒 ◯ 合
射干厚朴治肺痿上氣 ◯ 去節合蜜

海州木通

草之草

木通 無毒

蔓生

禁

不可多服令人虛

根末合牡蠣粉粟粉撲之止盜汗

炒水煎乘熱服療病瘡疱倒壓黑○

解州木通

兴元府木通

木通 出神農本經

主去惡蟲除脾胃寒熱通利
九竅血脈關節令人不忘 以上朱字神農本經療脾
疽常欲眠心煩噦出音聲療耳聾散癰腫
諸結不消及金瘡惡瘡鼠瘻踒折鼻癰 音鼻
息肉墮胎去三蟲 名醫所錄
以上黑字

名 附支 丁翁 王翁萬年 萹蔓藤
蔦覆子 烏覆 軰子 畜菖子
桴梀子

苗 圖經曰 生作藤蔓大如指其莖餘大
者徑約二三寸每節有二三枝枝頭

出五葉頗類石韋又似芍藥三葉相
對夏秋開紫花亦有白花者結實如
小木瓜核黑瓤白食之甘美【陶隱居】
【云】繞樹藤生汁白莖有細孔紋如車
輻兩頭皆通含一頭吹之則氣出彼頭者良

【地】

【圖經曰】生石城山谷及山陽今澤潞
漢中廣州江淮湖南州郡亦有之【道】
海州興
元府解州
地　海州興元府解州

【時】
生　春生葉
採　正月二月取莖七月八月取子

【收】
陰乾

【用】
莖實

質	類葡萄藤而有文理
色	蒼
味	辛甘 子甘
性	平散 子平寒
氣	氣味俱薄陽中之陰
臭	微香
主	通經利竅散腫消癖
製	去皮剉碎用

〔治〕

〔療〕〔藥性論云〕治五淋利小便開關格

療多睡去水腫浮大除煩熱○根

治項下瘤癭下瘤癭〔日華子云〕安心除煩

止渴退熱治健忘明耳目治鼻塞

通小腸下水破積聚血塊排膿消

瘡癤止痛催生下胞女人血閉月

候不匀天行時疾頭痛目眩蟲劣

乳結及下乳〔陳藏器云〕子利大小

便宣通去煩熱食之令人心寬止

渴下氣〔孟詵云〕子厚腸胃令人能

食下三焦除惡氣續五臟斷絕氣

使語聲足氣通十二經脈〔別錄云〕

治瘻瘡喉嚨痛及喉痹煎磨並宜

服急則含之○子治胃口熱閉反

胃不下食除三焦客熱

草通

草之木

通草 無毒

草之木

植生

【禁】妊娠不可服

【倉】煎湯合葱食之理風熱淋疾小便數急疼痛小腹虛滿

通草治陰竅不利除水腫閉利小便治五淋明目退熱催生下胞下乳

名醫所錄

名

通脫木

離南草

活菀

冠脫

倚商

苗

圖經曰

麻心空有瓤輕虛正白可愛女工取以飾物爾雅疏云大若樹然故又謂之通脫木也謹按通脫木據圖經苗莖郎是今之通草耳本經以木通主療誑之之通草自是二種木通莖折之有之紋故致名質難辨考諸湯液本草通草木通自是二種木通莖折之有之紋如車輻其通草莖中有瓤輕虛正白灼然明矣用之不可混爲一也

生山側莖高五七尺葉似萆麻心空有瓤輕虛正白可愛女工取

氣	性	味	邑	用	收	時		地
						採	生	圖經曰生江南
氣味俱薄陽中之陰	平散	甘辛	皮蒼褐肉白	莖	日乾	八月取莖	春生苗	

臭 朽

主 通竅下乳

製 去皮剉用

治 [療圖經曰]療瘰癧〇花下粉治諸蟲
瘻惡瘡痔疾取粉內瘡中

禁 妊娠不可服

草之草

白芍藥 有小毒 叢生

白芍藥

芍藥
本經 出神農 主邪氣腹痛除血痹破堅積

寒熱疝瘕止痛利小便益氣 以上朱字 神農本經 通

順血脈緩中散惡血逐賊血去水氣利膀

胱大小腸消癰腫時行寒熱中惡腹痛腰

痛 以上黑字
名醫所錄

名 白木 餘容 犁食
解倉 鋋

苗
[圖經曰] 春生紅芽作叢莖上三枝五
葉似牡丹而狹長高一二尺夏開花
有紅白紫色數種子似牡丹子而小
秋時採根 [衍義曰] 芍藥全用根其品
亦多但千葉者則根虛
滇用單葉山中者爲佳
有之 [道地] 澤州白山蔣山茅山淮南
[圖經曰] 生中嶽川谷及丘陵今處處

地 海鹽
杭越

時 生 春生芽
採 二月八月取根

臭	氣	性	味	色	質	用	收
腥	氣薄味厚陰中之陽	平微寒	苦酸	白	類烏藥而細白	根堅實者爲好	暴乾

主 腹痛健脾

行 手太陰經足太陰經

助 雷丸爲之使

反 藜蘆畏消石鼈甲小薊惡石斛芒消

製 生用或炒用酒浸行經

治
〔療〕〔藥性論云〕主腹中疠痛骨熱〔日華子云〕治女人一切病產前後諸疾
〔藥性論云〕通月水退熱除煩驚狂婦人血暈腸風瀉血頭痛下痢及血虛腹痛
〔補〕〔藥性論云〕強五臟益腎氣〔日華子云〕補勞益氣

赤芍藥

草之草

赤芍藥 有小毒 叢生

禁 血虚寒人不可多服

合 合白术補脾 ○ 合川芎補肝 ○ 合人
參白术補氣

赤芍藥利小便下氣瀉肝行經通順血脉
散惡血消癰腫　名醫所錄

【名】

花根

【苗】

圖經曰　春生紅芽作叢莖高一二尺
葉似牡丹而狹長夏開花紅色其實
似牡丹子而小

衍義云　花赤者為赤芍藥

謹按芍藥所重在根須以花紅而
單葉者由其花不繁則根氣實也
然有赤白二種色既不同其與白
者所治必異故後人用白補赤瀉
以其色在西方故補赤瀉
色在南方故瀉也

草部

三五九

味	色	質	用	收	時		地
酸苦	赤	類烏藥而皮赤	根肥實者爲好	暴乾	〔採〕二月八月取根　〔生〕春生芽	者亦佳　鹽杭越	〔圖經〕曰生中岳川谷及丘陵今處處有之　〔道地〕茅山者最勝〔日華子〕云海

性	氣	臭	主	行	助	反	製
微寒泄	氣薄味厚陰中之陽	腥	活血止痛	手足太陰經	雷丸爲之使	藜蘆畏消石鼈甲小薊惡石斛芒消	以竹刀刮去麄皮細剉微炒生亦可用

【治】

【療】藥性論云除血氣積聚宣通臟腑

癰氣心腹堅脹婦人血閉不通消

瘀血敗血 日華子云治痔瘻

發背瘡疥目赤努肉明目

【倉】

赤芍藥一兩合檳榔一箇麵

裹煨爲末水煎服治五淋

草之草

蠡實 無毒　　　　　叢生

蠡實 出神農
本經

王皮膚寒熱胃中熱氣風寒

濕痺堅筋骨令人嗜食久服輕身○花葉

去白蟲
神農本經

以上朱字 止心煩滿利大小便長

肌膚肥大療喉痺
名醫所錄

以上黑字

質	用	收	時	地	苗	名
類麻子而肥圓	花實	陰乾	[採]四月取花五月取實　[生]春生苗	[圖經曰]生河東川谷今陝西諸郡及鼎澧州亦有之近京尤多　[道地]冀州	[圖經曰]葉如薤而長厚卽馬藺子也三月開紫碧花五月結實作角子如麻大而赤色有稜根細長通黃色人多取以為刷	荔實　劇草　三堅　豕首　馬藺子　旱蒲　豚耳

色	味	性	氣	臭	主	製	治
赤黑	甘	溫緩	氣之厚者陽也	朽	堅筋骨利大小便	搗末用	療[圖經曰]治喉痹腫痛[唐本注云]止金瘡血內流癰腫[日華子云]主婦

人血氣煩悶產後血暈并經脈不

止崩中帶下止鼻洪吐血通小腸

消酒毒治黃病傅蛇蟲

咬 别録云 治鼻病酒皶

含 别録云 治鼻病酒皶

合乾薑黃連各等分為散以煮熟湯

調服方寸匕治水痢百起冷熱痢良

禁

服時忌豬

肉冷水

多服令人溏洩

草之草

瞿麥 無毒

叢生

絳州瞿麥

瞿麥

音劬 出神農本經

主關格諸癃結小便不通

出刺決癰腫明目去翳破胎墮子下閉血

以上朱字 神農本經

養腎氣逐膀胱邪逆止霍亂長

毛髮 名醫所錄

以上黑字

名					苗					地		時		收	用

名
巨句麥　大菊　大蘭　石竹葉

杜母草　苴葜　鶯麥　蘥麥

苗

圖經曰苗高一二尺葉尖小青色如

椰葉而有鋸齒根紫黑色形如細蔓

菁二月至五月開花紅紫赤色亦似

映山紅七月結實作穗頗似麥故以

之名

地

圖經曰生泰山川谷河陽河中府淮

甸今處處有之 道地 絳州

時

生春生苗

採立秋取實秋後合子葉取

收

陰乾

用

子葉

質	色	味	性	氣	臭	主	助
形如大麥	淡黃	苦辛	寒泄	氣薄味厚陰中之陽	朽	利小便通關格	蘘草牡丹爲之使

反　惡螵蛸

製　[雷公云]凡用先以堇竹瀝浸一伏時漉出曬乾用生用亦可

治療　[圖經曰]通心經利小腸[藥性論云]除五淋[日華子云]催生○葉治痔瘻瀉血作湯粥食並得小兒蛔蟲煎湯服丹石藥發并眼目腫痛及腫毒搗傅治浸淫瘡并婦人陰瘡○于治月經不通破血塊排膿

倉　合栝樓根大附子茯苓山芋等分杵末蜜丸服之療小便不利有水氣

禁　妊娠不可服小腸虛者不宜服